Berufliche Teilhabe und Wiedereingliederung
in der Neurorehabilitation

Fortschritte der Neuropsychologie
Band 25

Berufliche Teilhabe und Wiedereingliederung in der Neurorehabilitation

Dr. Dolores Claros-Salinas

Dolores Claros-Salinas

Berufliche Teilhabe und Wiedereingliederung in der Neurorehabilitation

hogrefe

Dr. Dolores Claros-Salinas, Studium der Philosophie, Germanistischen Literaturwissenschaft und Linguistik in Heidelberg. 2004 Promotion in Neuropsychologie. Seit 1982 im Bereich der Neurorehabilitation tätig, 1984–1992 in München-Bogenhausen, 1992–2019 in Konstanz, Fachkompetenzleitung der Neurologischen Berufstherapie, Kliniken Schmieder. Seither freiberufliche wissenschaftliche Tätigkeit. Arbeitsschwerpunkte: therapeutische Tätigkeit, Forschung und Konzeptentwicklung berufsorientierter Neurorehabilitation, Fatigue, Akalkulie, Textrezeption und -produktion.

Bibliografische Information der Deutschen Nationalbibliothek
Die Deutsche Nationalbibliothek verzeichnet diese Publikation in der Deutschen Nationalbibliografie; detaillierte bibliografische Daten sind im Internet über http://dnb.dnb.de abrufbar.

Hogrefe Verlag GmbH & Co. KG
Merkelstraße 3
37085 Göttingen
Deutschland
Tel. +49 551 999 50 0
Fax +49 551 999 50 111
info@hogrefe.de
www.hogrefe.de

Satz: Matthias Lenke, Weimar
Druck: mediaprint solutions GmbH, Paderborn
Printed in Germany
Auf säurefreiem Papier gedruckt

1. Auflage 2023

(E-Book-ISBN [PDF] 978-3-8409-2325-8; E-Book-ISBN [EPUB] 978-3-8444-2325-9)
ISBN 978-3-8017-2325-5
https://doi.org/10.1026/02325-000

Inhaltsverzeichnis

1 Einleitung

Beruflich wieder aktiv zu sein, bedeutet für Menschen nach gravierenden neurologischen Erkrankungen oft den entscheidenden Schritt zurück in ihre gewohnten Lebensumstände. Nicht nur finanzielle Aspekte sind dabei ausschlaggebend, sondern vielmehr psychosoziale Dimensionen wie das Wiedererlangen der gesellschaftlichen Rolle als Berufstätige, die damit verbundenen Prozesse der Selbstwahrnehmung und -achtung, der notwendigen sozialen Interaktion mit Kolleg:innen oder Kund:innen am Arbeitsplatz, einer klaren Tagesstrukturierung.

An einem Arbeitsplatz produktiv tätig zu sein, kann aber für die Betroffenen nicht nur den Abschluss eines oft langwierigen Krankheitsprozesses bedeuten. Vielmehr kann auch der wiedergewonnene Status, produktiv im Arbeits- und Berufsleben zu stehen, zur weiteren Besserung noch bestehender Erkrankungsfolgen beitragen oder bei progredienten neurologischen Erkrankungen wie der Multiplen Sklerose zumindest Funktionsverschlechterungen entgegenwirken, die etwa auf mangelnde Aktivität zurückgehen.

Für die in der Neurorehabilitation tätigen Therapeut:innen ergeben sich daraus vielfältige Aufgabenstellungen, um die berufliche Wiedereingliederung ihrer Patient:innen zu erreichen und darüber hinaus deren möglichst langfristige Teilhabe am Arbeitsleben zu sichern.

Nach Schlaganfällen, Schädelhirntraumen oder anderen Erkrankungen des zentralen Nervensystems gelingt eine berufliche Wiedereingliederung trotz günstigem Rehabilitationsprozess und selbst bei eher leichtgradigen Beeinträchtigungen nicht in jedem Fall.

Die berufliche Reintegration von Menschen mit erworbenen Hirnschädigungen gilt vielmehr allgemein als Herausforderung. In einem systematischen Review (van Velzen et al., 2009), das 49 Studien auswertete, ergab sich, dass nur etwa 40 % der Menschen mit erworbenen Hirnschädigungen nach ein bis zwei Jahren in den Arbeitsprozess zurückkehren.

Häufig sind es weniger die körperlich-motorischen Beeinträchtigungen als vielmehr die Veränderungen kognitiver Leistungsfähigkeit, die eine Rückkehr an den Arbeitsplatz erschweren. Über gängige neuropsychologische Trainingsprogramme hinaus sind deshalb Therapieansätze sinnvoll, welche die Relevanz kognitiver Dysfunktionen für die berufliche Teilhabe besonders berücksichtigen und auf das Rehabilitationsziel *Wiedereingliederung in das Arbeits- und Berufsleben* fokussieren.

Dass berufsorientierte neuropsychologische Behandlungsmaßnahmen bereits in der stationären, medizinischen Neurorehabilitation sinnvoll und notwendig sind, steht außer Frage. Die Möglichkeiten, derartige Behandlungen in das allgemeine medizinische Rehabilitationsverfahren zu integrieren, sind vielfältig und bedürfen differenzierter Überlegungen zur Erhebung des individuellen Behandlungsbedarfs, zu Therapiezielen und -inhalten und zur Steuerung von Therapieformen und -intensität. Aber auch nach Beendigung medizinischer Rehabilitation benötigen neurologisch erkrankte Menschen neuropsychologische Betreuung und Unterstützung, gerade wenn es um die Wiedererlangung und Sicherung beruflicher Teilhabe geht.

Ausgehend von einer Darstellung bisheriger Forschungsergebnisse zu wesentlichen Einflussfaktoren auf die berufliche Wiedereingliederung und bekannter Therapiemethoden werden Konzepte neuropsychologischer Berufstherapie für diagnostische wie therapeutische Verfahren praxisorientiert dargestellt.

2 Einflussfaktoren beruflicher Teilhabe nach neurologischer Erkrankung

Der Erfolg beruflicher Wiedereingliederung von Menschen mit neurologischen Krankheitsbildern hängt von vielfältigen Faktoren ab.

Vielfalt von Prädiktoren

Als mögliche Faktoren werden demographische Variablen (u. a. Geschlecht, Alter, Bildung) und weitere personenbezogene Variablen (u. a. Arbeitsbiografie, beruflicher Status) ebenso genannt wie Variablen, die sich unmittelbar auf die Hirnschädigung beziehen. Diese Variablen umfassen die (initiale) Schwere der Hirnschädigung, Art und Ausmaß von Schädigungen körperlicher, kognitiver und emotionaler Funktionsbereiche, die Dauer oder Tiefe eines Komas, die Dauer einer möglichen posttraumatischen Amnesie, die Dauer der (stationären) Rehabilitation und die Zeit, die seit der Hirnschädigung vergangen ist.

Einfluss von Komorbidität

Zu berücksichtigen sind auch mögliche Komorbiditäten. In US-amerikanischen Studien wurde etwa Suchtverhalten wie übermäßiger Alkoholkonsum, das bereits vor der Hirnschädigung bestand, als negativer Einflussfaktor für die berufliche Wiedereingliederung nachgewiesen (Parry-Jones, Vaughan & Miles Cox, 2006) und zumindest bei der Behandlung von Patient:innen mit Schädelhirntrauma als ein in der Gesamtrehabilitation zu berücksichtigendes Thema angesehen.

Im Folgenden werden Studienergebnisse zu Faktoren, die den Verlauf der beruflichen Wiedereingliederung von Menschen nach neurologischer Erkrankung beeinflussen, vorgestellt.

2.1 Geschlecht

Die Geschlechtszugehörigkeit von Menschen nach Schädelhirntrauma (SHT) zeigte sich in einer Auswertung von 50 Studien (Ownsworth & McKenna, 2004) insgesamt als nicht prädiktiv für das Ergebnis beruflicher Wiedereingliederung.

In Studien, in denen der Zusammenhang von Geschlechtszugehörigkeit und beruflicher Teilhabe nach neurologischer Erkrankung untersucht wurde, überwiegen allerdings Hinweise darauf, dass neurologisch erkrankte Frauen ihre berufliche Teilhabe im Vergleich zu Männern seltener wiedererlangten (Bazarian, Blyth, Mookerjee, He & McDermott, 2010; Bounds, Schopp, Johnstone, Unger & Goldman, 2003; Busch, Coshall, Heuschmann, McKevitt C. & Wolfe, 2009; Chang et al., 2016; Nishino et al., 1999; Poritz, Vos, Ngan, Leon-Novelo & Sherer, 2019; Saeki & Toyonaga, 2010).

Frauen weniger erfolgreich reintegriert als Männer

Unklar bleibt, wie sich diese geschlechtsspezifische Differenz begründet.

Eine mögliche Erklärungsrichtung ergibt sich aus einer Studie (Corrigan et al., 2007) an über 3000 SHT-Betroffenen, davon 957 Frauen, zum Zusammenhang von Geschlechtszugehörigkeit und Beschäftigungsstatus ein Jahr nach Ereignis. Die Wahrscheinlichkeit, dass nur noch zeitmäßig reduziert oder gar nicht mehr gearbeitet wurde, war bei Frauen höher als bei Männern, wobei Arbeitszeit-Reduktionen am deutlichsten bei verheirateten Frauen auftraten. Für diese könnte nach traditionellen Rollenbildern die verminderte Teilhabe am Arbeitsleben eher akzeptiert bzw. die ökonomische Notwendigkeit zum Lebensunterhalt beizutragen objektiv geringer sein.

2.2 Alter

Übereinstimmende Hinweise auf einen Einfluss des Alters für die berufliche Reintegration nach Hirnschädigung finden sich in zahlreichen Studien (Busch et al., 2009; Chang et al., 2016; Felmingham, Baguley & Crooks, 2001; Guerin, Kennepohl, Leveille, Dominique & McKerral, 2006; Jourdan et al., 2013; Keyser-Marcus et al., 2002; Klonoff et al., 2006; Kreutzer et al., 2003; Schönberger, Ponsford, Olver, Ponsford & Wirtz 2011).

Jüngere Betroffene unter 40 Jahren kehrten häufiger ins Arbeitsleben zurück als ältere.

Jüngere Patient:innen reintegrieren sich erfolgreicher

Allerdings ist die Variable *Alter zum Zeitpunkt der Hirnschädigung* nicht durchgängig prädiktiv: Bei Schlaganfall-Betroffenen etwa, die sich noch in einem berufsaktiven Alter befanden (< 55 Jahren) zeigte sich die Variable Alter nicht als wesentliche Einflussgröße (vgl. Wozniak et al., 1999).

Alter nicht durchgängig einflussreich

Für die Betrachtung der Variable *Alter* als Einflussfaktor für beruflichen Rehabilitationserfolg kann entscheidend sein, zugleich Unterschiede der Ätiologie, z.B. zwischen SHT- und Schlaganfall-Patient:innen, und der individuellen Arbeitsbiografie zu berücksichtigen: Während Menschen, die ein SHT erleiden, meist jünger sind, sind beim Schlaganfall häufig Altersgruppen betroffen, die sich am Ende ihres Berufslebens befinden. Die berufliche Wiedereingliederung jüngerer SHT-Betroffener kann sich aber schwieriger gestalten, wenn nur geringe Berufsroutinen, erst kurzzeitige berufliche Erfahrungen bestehen. Diese Faktoren können als erhebliche Wiedereingliederungshindernisse wirken, während bei älteren Patient:innen langjährig erworbenes Fachwissen und betriebliche Routine wichtige Reintegrationsressourcen darstellen.

2.3 Ausbildung, Beschäftigungsstatus, Berufsausrichtung

Untersuchungen (Chang et al., 2016; Donker-Cools, Wind & Frings-Dresen, 2016; Gollaher et al., 1998; Guerin et al., 2006; Keyser-Marcus et al., 2002; Klonoff et al., 2006; Schönberger et al., 2011; Sherer et al., 2002a; Stulemeijer, van der Werf, Borm & Vos, 2008; Treger, Shames, Giaquinto & Ring, 2007; Wagner, Hammond, Sasser & Wiercisiewski, 2002) zum Einfluss des Ausbildungs-Status vor der Hirnschädigung stimmen überein:

Positiver Einfluss höheren Bildungsgrads

Je höher der prämorbide Ausbildungsgrad, desto größer ist die Chance, sich beruflich erfolgreich wiedereinzugliedern.

Einfluss des prämorbiden Berufsstatus

Auch der mit dem Ausbildungsgrad häufig verknüpfte berufliche Status ist bedeutsam: Denjenigen SHT-Patient:innen, die vor dem Unfall beruflich einen höheren Status erreicht hatten, gelang die Rückkehr ins Arbeitsleben besser als denjenigen mit niedrigem beruflichem Status (Fleming, Tooth, Hassell & Chan, 1999; McMahon & Slowinski Crown, 1998).

Einfluss des Erwerbsstatus

Als bedeutsamer Prädiktor zeigte sich der grundsätzliche Beschäftigungsstatus zum Zeitpunkt der Hirnschädigung: Diejenigen Betroffenen, die sich in einem Arbeitsverhältnis befunden hatten, reintegrierten sich erfolgreicher als diejenigen, die bei Erleiden ihrer Hirnschädigung nicht über einen Arbeitsplatz verfügten (Björkdahl, 2010; Felmingham et al., 2001; Novack et al., 2001).

Diesen Einfluss von Bildungsgrad und prämorbider Berufstätigkeit bestätigten auch systematische Literaturrecherchen (Donker-Cools, Daams & Frings-Dresen, 2016: 27 Studien; Scaratti et al., 2017: 42 Studien): Evident für eine erschwerte berufliche Reintegration waren Faktoren wie niedriges Ausbildungsniveau, bereits bestehende Arbeitslosigkeit, der Schweregrad des SHT, die Dauer der (Rehabilitations)behandlung und das Vorhandensein kognitiver Defizite.

Einfluss der Berufsausrichtung

Dass die prämorbide Berufsausrichtung den Reintegrationssprozess beeinflusst, etwa die Zugehörigkeit zu sogenannten *white-collar-* Berufen die berufliche Wiedereingliederung erleichtert, zeigen zahlreiche Studien (Ip et al., 1995; Nishino et al., 1999; Tanaka, Toyonaga & Hashimoto, 2011, 2014; Treger et al., 2007; Vestling, Tufvesson & Iwarsson, 2003; Walker, Marwitz, Kreutzer, Hart & Novack, 2006). Da die Unterscheidung von *white- und blue-collar*-Berufen, im Deutschen nur annähernd mit der Unterscheidung von Angestellten- versus Arbeiterberufen wiedergegeben, aber in der Regel auch auf ein unterschiedliches Ausbildungs- bzw. Tätigkeitslevel verweist, bekräftigt dies deren Einfluss auf den beruflichen Wiedereingliederungserfolg.

2.4 Ätiologie

Viele Studien zu beruflicher Teilhabe nach einer Hirnschädigung berücksichtigen nur eine ätiologische Gruppe, am häufigsten Patient:innen nach SHT oder Schlaganfall. Zunehmend wird auch die berufliche Situation von Menschen mit Multiple Sklerose (MS) analysiert.

2.4.1 Schädelhirntrauma

Für SHT-Betroffene, für die im Vergleich zu Schlaganfall-Patient:innen aufgrund des niedrigeren Durchschnittsalters allgemein eine höhere berufliche Teilhabe und entsprechend höhere Wiedereingliederungsraten zu erwarten sind, finden sich heterogene Angaben von knapp 30 % bis über 80 % (Kreutzer, Demm & Tylor, 2010), 12 % bis 70 % (Shames, Treger, Ring & Giaquinto, 2007) oder 11 % bis 82 % (Radford et al., 2013).

Hohe Variabilität der Wiedereingliederungsraten

Shames et al. (2007) weisen darauf hin, dass eine genaue Vorhersage, welche Individuen nach SHT wieder arbeitsfähig werden, aufgrund der komplexen Interaktion von prämorbiden, verletzungsbedingten, persönlichen wie umweltbezogenen Faktoren nicht möglich sei. Als negative Prädiktoren werden der Mangel an kritischer Selbstwahrnehmung (*self-awareness*) und die Schwere der Hirnverletzung genannt.

2.4.2 Schlaganfall

Die Rückkehrraten in das Arbeits- und Berufsleben variieren zwischen einzelnen Studien beträchtlich, was sich in internationalen Literatur-Reviews in sehr großen Spannweiten widerspiegelt: 12 %–49 % (Baldwin & Brusco, 2011); 19 %–73 % (Treger et al., 2007) 7 %–81,1 % (Wei, Liu & Fong, 2016); 11 %–85 % (Wozniak & Kittner, 2002). Diese Spannweiten unterscheiden sich nicht von denjenigen bei SHT.

Hohe Spannweite bei Wiedereingliederungsraten

Wie ein Review (Edwards, Kapoor, Linkewich & Swartz, 2018) zeigt, stieg die Wiedereingliederungsrate von Schlaganfall-Betroffenen im arbeitsfähigen Alter zeitabhängig: von 41 % in den ersten sechs Monaten nach Erkrankung auf 53 % nach einem Jahr und 66 % nach zwei bis vier Jahren.

2.4.3 Multiple Sklerose

Bei Studien zur beruflichen Teilhabe von an MS erkrankten Menschen sind weniger Fragen der beruflichen Reintegration von Interesse als vielmehr des Erhalts der Arbeitsfähigkeit bei fortschreitender Erkrankung, zumal MS-Betroffene ihre Diagnose überwiegend im jüngeren, erwerbsfähigen Alter (zwischen 20 und 40 Jahren) erhalten.

Problem: Erhalt der Arbeitsfähigkeit

In einem Literaturreview zu Problemfaktoren bei der Erwerbstätigkeit von MS-Patient:innen (Schiavolin et al., 2013) wurden durchschnittlich 59 % der Betroffenen als nicht (mehr) erwerbstätig genannt.

Prädiktiv für ein MS-bedingtes, vorzeitiges Ausscheiden aus dem Erwerbsleben werden neben motorischen Einschränkungen depressive Störungen, kognitive Defizite und Fatigue gesehen (Kern, Kühn & Ziemssen, 2013).

Risiko: Vorzeitiges Ausscheiden aus Arbeitsleben

Eine prospektiv angelegte Studie (Strober, Chiaravalloti & DeLuca, 2018) verglich 20 MS-Betroffene, die eine Arbeitsreduktion bzw. einen völligen Ausstieg aus dem Arbeitsleben planten, mit 20 hinsichtlich Alter, Geschlecht, Ausbildung, Erkrankungsdauer und -verlauf gematchten MS-Patient:innen, die weiterhin berufstätig sein wollten.

Die Gruppe derjenigen, die im Arbeitsprozess bleiben wollten, war u. a. durch geringere Fatigue-, Angst- und Depressionswerte und ein höheres Ausmaß an Extraversion und Selbstwirksamkeitserwartung gekennzeichnet. Zur höchsten Varianzaufklärung (44 %) trugen Faktoren wie Fatigue und je nach Gruppenzugehörigkeit unterschiedliche Copingstrategien wie Humor- und Rückzugsverhalten bei.

Positiver Einfluss von Erwerbstätigkeit?

Für einen möglicherweise positiven Einfluss von Erwerbstätigkeit auf das Krankheitserleben weisen auch folgende Studienergebnisse hin: In Arbeit stehende Betroffene fühlten sich gesünder und schätzten ihre Lebensqualität trotz stärkerer physischer Beeinträchtigung als besser ein als solche, die nicht ins Arbeitsleben eingebunden waren (Miller & Dishon, 2006). Ein Verbleiben im Berufsleben sei gerade in der ersten Phase nach Diagnosestellung von besonderer Wichtigkeit für eine möglichst positive Krankheitsverarbeitung, so das Ergebnis einer multizentrischen italienischen Studie (Patti et al., 2007), die den Einfluss von Beschäftigungsstatus und Bildungsgrad auf die Lebensqualität bei 648 MS-Patient:innen mit schubförmigem Verlauf untersuchte und fand, dass berufstätige MS-Betroffene mit höherem Bildungsabschluss den höchsten Lebensqualitätsscore aufwiesen.

2.5 Schweregrad der Hirnschädigung

Der Schweregrad einer Hirnschädigung wird allgemein als maßgeblicher Einflussfaktor gesehen: Je geringer die Schädigung, desto höher ist die Wahrscheinlichkeit der Rückkehr ins Arbeitsleben. Je nach Ätiologie wird der Schweregrad über unterschiedliche Kriterien erhoben.

2.5.1 Schädelhirntrauma

Der SHT-Schweregrad wird häufig ausgedrückt durch eine Klassifizierung des Komas (Glasgow Coma Scale), die Dauer des Komas, die Dauer der posttraumatischen Amnesie, die Zeit bis zum Rehabilitationsbeginn oder die Dauer der klinisch-rehabilitativen Behandlung. Je kürzer die Phase der posttraumatischen Amnesien (PTA), je kürzer der Klinikaufenthalt, je schneller eine Rehabilitation beginnen kann, desto wahrscheinlicher wird eine berufliche Reintegration.

Prädiktor: PTA

Prädiktor: Rehabilitationsbeginn

Allerdings scheinen diese unterschiedlichen Faktoren nicht im gleichen Maße prädiktiv zu wirken. Für 280 US-amerikanische Militärangehörige, die ein mittelschweres bis schweres, gedecktes SHT erlitten hatten, zeigte sich ein Jahr nach Ereignis, dass die Dauer der PTA und die Zeit bis zur Rehabilitation unterschiedlich zur Vorhersage des sozialen Outcomes beitrugen (Eastvold, Walker, Curtiss, Schwab & Vanderploeg, 2013). Die PTA sagte v. a. den Status des selbständigen Lebens vorher: die Wahrscheinlichkeit dafür war bei weniger als 30 Tagen PTA z. B. dreimal höher. Die Zeit nach dem SHT bis zum Rehabilitationsbeginn hingegen leistete für die Varianzaufklärung des beruflichen Outcome der 248 Betroffenen, die bis zum SHT gearbeitet hatten, am meisten: die Wahrscheinlichkeit beruflicher Teilhabe lag bei Patient:innen, die in weniger als 48 Tagen eine Rehabilitation antreten konnten, um 2,4-mal höher.

Allerdings wird dieser klare Zusammenhang zwischen Schweregrad und beruflichen Wiedereingliederungschancen in anderen Studien nicht bestätigt (Ip et al., 1995; Novack, Alderson, Bush, Meythaler & Canupp, 2000; Novack et al., 2001), in denen sich Einflussgrößen wie Alter, prämorbider Drogenmissbrauch oder kognitives Leistungsvermögen als entscheidender erwiesen.

In ihrem Literaturreview zu beruflicher Wiedereingliederung nach SHT weisen Shames et al. (2007) darauf hin, dass die weite Spanne der Wiedereingliederungsraten (12 % bis 70 %) mit Schweregradunterschieden zusammenhängt, wobei die übliche Schweregradklassifizierung nach leicht, mäßig oder schwer den Autoren nicht ausreichend sensitiv für angemessene Outcome-Bewertungen erschien. Besondere Aufmerksamkeit verdienten als *leicht* (engl. *mild*) klassifizierte SHT, bei denen diskret ausgeprägte neuropsychologische Funktionsdefizite übersehen und erst bei beruflichen Wiedereingliederungsversuchen evident werden können.

Einfluss von Schweregradunterschieden

Mild traumatic brain injury (MTBI) kann durch Bewusstseinsverlust von 30 Minuten oder weniger, posttraumatische Amnesie von weniger als 24 Stunden oder 13–15 Punkte auf der Glasgow Coma Scale 30 Minuten nach Trauma definiert werden.

Berufliche Reintegration bei leichtgradigem SHT

Die berufliche Wiedereingliederung nach MTBI gelingt überwiegend im Zeitraum zwischen einem (>50 %) und sechs Monaten (>80 %) (Bloom et al., 2018). Trotz der leichten und oft in der MRT-Bildgebung nicht nachweisbaren Hirnverletzung wiesen etwa 5 %–20 % der MTBI-Betroffenen längerfristig noch Beeinträchtigungen auf (Cancelliere et al., 2014).

Auch nach leichtem SHT kann der Prozess beruflicher Wiedereingliederung durch vielfältige Faktoren prognostisch negativ beeinflusst werden z. B. durch niedrigeres Bildungsniveau, Schwindel- und Übelkeitssymptome, zusätzliche extrakranielle Verletzungen (Stulemeijer et al., 2008), Ablenkbarkeit, verbale Disinhibition, Verlust von Antrieb bzw. Eigeninitiative (Benedictus, Spikman & van der Naalt, 2010), dauerhafte subjektive Beschwerden (Ruhelosigkeit, Angst, Reizbarkeit ein Jahr nach SHT; Nolin & Heroux, 2006) oder Umweltfaktoren (Versichertenstatus bei einer öffentlichen Krankenversicherung; Guerin et al., 2006).

2.5.2 Schlaganfall

In einer Übersichtsarbeit (Wang, Kapellusch & Garg, 2014), die 42 zwischen 1975 und 2011 erschienene Veröffentlichungen zu wichtigen Einflussfaktoren für berufliche Wiedereingliederung nach Schlaganfall auswertete, wurde der Schweregrad als der konsistenteste negative Prädiktor für berufliche Reintegration genannt. Schweregrad wurde dabei als Grad residualer Beeinträchtigungen wie Schwäche oder Störungen der Sprache, der Kognition, Apraxie oder Agnosie gefasst.

Schweregrad als negativer Prädiktor

Auch bei Schlaganfall-Betroffenen wurde untersucht, welchen Einfluss eine nur geringgradige Schädigung auf die Chancen beruflicher Wiedereingliederung hat.

Die verbreitete Annahme, dass nach gering ausgeprägten Schlaganfall-Ereignissen die berufliche Wiedereingliederung selbst ohne rehabilitative Unterstützung gelinge, sei wenig zutreffend (O'Brien & Wolf, 2010). Etwa einem Drittel gelang die Rückkehr ins Arbeitsleben nicht mehr (O'Brien & Wolf, 2010; van der Kemp et al., 2019) und über der Hälfte zumindest nicht innerhalb von sechs Monaten (Kauranen et al., 2013).

Berufliche Reintegration bei leichtgradigem Schlaganfall

2.5.3 Multiple Sklerose

Einfluss von MS-Verlaufsformen auf berufliche Teilhabe

Die MS-spezifischen, unterschiedlichen Verlaufsformen sind nicht nur wesentliche Prädiktoren für die Schwere der Erkrankung, sondern auch für die berufliche Teilhabe: die schubweise-remittierende Verlaufsform ist mit einem geringeren Risiko der Erwerbungsunfähigkeit und vorzeitiger Berentung verbunden als progrediente Verlaufsformen. In einer deutschen Querschnittstudie (Reese et al., 2011) waren 54 % der MS-Betroffenen mit schubförmig verlaufender Erkrankung erwerbsunfähig gegenüber 79 % mit sekundär progedienter bzw. 100 % mit primär progredienter Verlaufsform.

2.6 Kognition

Bei Ansätzen zur neuropsychologischen Berufstherapie steht die Evaluation kognitiver Leistungsdaten im Fokus. Daher wird im Folgenden der Zusammenhang von kognitivem Leistungsvermögen und beruflicher Reintegration nach einer Hirnschädigung behandelt.

2.6.1 Allgemeiner Einfluss kognitiver Dysfunktion

SHT: Bedeutung kognitiver Defizite für berufliche Reintegration

In einem Review zu den kognitiven Folgen traumatischer Hirnschädigung (Rabinowitz & Levin, 2014) werden kognitive Defizite als Hauptursache bewertet für die mangelnde Fähigkeit, alltägliche Aktivitäten wie vor der Hirnverletzung, also auch die Arbeitsleistung, durchzuführen. Dies betreffe 43 % der mäßig bis schwer betroffenen Patient:innen nach Schädelhirntrauma (SHT).

Das kognitive Leistungsvermögen (und sich vor Hirnschädigung im Arbeitsprozess befunden zu haben) erwies sich sechs Monate nach einem Unfallereignis als entscheidender für die Vorhersage des Rehabilitationsergebnisses als der initiale Schweregrad (Novack et al., 2001).

Die frühzeitige Erhebung des kognitiven Status, etwa nach Rückbildung einer posttraumatischen Amnesie, ermöglicht die Vorhersage des Zurechtkommens im realen Alltag (Sherer et al., 2002b) und damit des späteren Rehabilitationsergebnisses (Sherer et al., 2002a). Dabei sei die Wahrscheinlichkeit, einer beruflichen Wiedereingliederung umso größer, wenn

- zumindest ein Testverfahren zum genannten frühen Zeitpunkt vollständig durchgeführt werden konnte,
- das Intervall zwischen Ereignis und Testung kleiner als zwei Monate war,
- in 10 von 15 Testverfahren unauffällige Ergebnisse erzielt wurden (Boake et al., 2001).

Eine Längsschnittstudie (Ponsford et al., 2014), die 140 Patient:innen zwei, fünf und zehn Jahre nach ihrem SHT befragte, ergab, dass

- unverändert über 60 % der Betroffenen Gedächtnisprobleme,
- über 50 % Konzentrationsschwierigkeiten, verlangsamtes Denken, kognitive Fatigue, Wortabrufstörungen,

- 25 %–45 % die Zunahme von Problemen des Planens, des Antriebs und der Impulsivität sowohl im Zeitraum zwischen zwei und fünf Jahren als auch nach fünf bis zehn Jahren beklagten.

Zu jedem der drei Befragungszeitpunkte war weniger als die Hälfte der Betroffenen im Arbeitsprozess.

Schlaganfall: Kognitive Defizite & berufliche Reintegration

Auch für Schlaganfall-Betroffene wird ein Zusammenhang zwischen beeinträchtigter kognitiver Fähigkeit und erschwerter beruflicher Wiedereingliederung beobachtet (Fride et al, 2015; Vestling et al., 2003). Ebenso zeigte sich der Zeitpunkt der kognitiven Leistungsprüfung als wesentlich: Ausmaß und Anzahl frühzeitig diagnostizierter kognitiver Defizite erscheinen prädiktiv für die Rückkehr ins Arbeitsleben (Kauranen et al., 2013; van der Kemp et al., 2019).

Schlaganfall: Begrenztheit kognitiver Defizite für berufliche Reintegration

Jedoch ist dieser plausible Zusammenhang zwischen kognitiver Fähigkeit und beruflicher Wiedereingliederung bei Schlaganfall-Betroffenen nicht generell nachweisbar. Vielmehr wurden andere Prädiktoren als bedeutsamer identifiziert: positive Prädiktoren wie etwa ein guter neurologischer Gesamtstatus (Hofgren, Björkdahl, Esbjörnsson & Stibrant-Sunnerhagen, 2007), Selbständigkeit in Aktivitäten des täglichen Lebens (ADL) 28 Tage nach Schlaganfall (Hackett, Glozier, Jan & Lindley, 2012), die Fähigkeit, eine kurze Strecke zu laufen (Lindström, Röding & Sundelin, 2009), größere Selbständigkeit bei Sitz-Stand-Bewegungen (Van Patten, Merz, Mulhauser & Fucetola, 2016) bzw. negative Prädiktoren wie Sprachstörungen oder das Merkmal, allein zu leben (Doucet, Muller, Verdun-Esquer, Debelleix & Brochard, 2012).

MS: Kognitive Defizite & Arbeitsfähigkeit

Für MS-Patient:innen wurde gezeigt, dass deren Arbeitsfähigkeit durch das Ausmaß kognitiver Beeinträchtigungen bestimmt war, unabhängig vom Grad ihrer körperlich-motorischen Behinderung (Amato, Ponziani, Siracusa & Sorbi, 2001) bzw. auch bei weitgehend erhaltener Mobilität (Baughman, Basso, Sinclair, Combs & Roper, 2015). In einer US-amerikanischen Studie an 1310 MS-Betroffenen (Roessler, Rumrill & Fitzgerald, 2004) wurde die Beeinträchtigung kognitiver Funktionen als wichtiger Prädiktor für den Beschäftigungsstatus (neben Faktoren wie Bildungsabschluss, Schweregrad und Persistenz der Symptome) ermittelt.

2.6.2 Einfluss von Gedächtnis, Aufmerksamkeit und Exekutivfunktionen

Einbußen der Gedächtnisleistung, insbesondere der Fähigkeit, neue Informationen zu lernen, stellten sich als Barriere erfolgreicher beruflicher Wiedereingliederung dar (Wehman et al., 1995).

Bei 121 Betroffenen nach leichtem SHT ergab sich, dass, neben Alter und exekutiven Funktionen, die verbale Gedächtnisleistung den Arbeitsstatus drei bis 15 Monate nach Ereignis vorhersagte (Drake, Gray, Yoder, Pramuka & Llewellyn, 2000).

Prädiktiv für die wiedererlangte, prämorbide Produktivität ein Jahr nach SHT waren nicht (reaktions)zeitgebundene exekutive und gedächtnisbezogene Leistungen, wie logisches Gedächtnis (unmittelbare wie verzögerte Wiedergabe von Geschichten), erhoben fünf Monate nach Ereignis (Green et al., 2008).

Die Informationsverarbeitungsgeschwindigkeit erwies sich, neben Alter und sprachbezogenen intellektuellen Leistungen, als prädiktiv für die Rückkehr an den Arbeitsplatz bzw. in die Ausbildung von 93 Patient:innen nach schwerem SHT (Ruff et al., 1993). Auch bei einer Stichprobe von 104 schwer betroffenen SHT-Patient:innen waren es vor allem bessere Werte der Verarbeitungsgeschwindigkeit, die erfolgreich Reintegrierte (54,5 %) von der nicht erfolgreichen Gruppe unterschied (Sigurdardottir et al., 2020).

Besondere Bedeutung exekutiver Funktion

Besondere Beachtung bei der Frage nach neurokognitiven Barrieren für berufliche Teilhabe erhält der komplexe Bereich exekutiver Funktionen:

In einer Meta-Analyse von 41 Studien an SHT-Betroffenen fanden Crépeau & Scherzer (1993), dass Beeinträchtigungen von Exekutivfunktionen und Flexibilität hoch mit den Ergebnissen beruflicher Reintegration korrelierten und diese negativ beeinflussten. Dies galt vor allem für Teilaspekte wie *Planen* und *Organisieren*, weniger für Symptome wie *Mangel an Initiative* oder *fehlende Störungseinsicht*.

Auch in weiteren Reviews (Mani, Cater & Hudlikar, 2017: 30 Studien; Ownsworth & McKenna, 2004: 50 Studien) wurden Exekutivfunktionen als die reliabelsten neuropsychologischen Indikatoren für die Ergebnisse beruflicher Reintegration nach SHT hervorgehoben.

Prädiktiv für die Rückkehr in Beruf und Ausbildung waren Ergebnisse exekutiver Diagnostik, z.B. des Wisconsin-Card-Sorting-Test (Nybo & Koskiniemi, 1999), des Handlungs-IQ des WAIS-R (Ip et al., 1995), zu zielgerichtetem Verhalten und Selbstregulierung (Ownsworth & Shum, 2008) oder logisch-schlussfolgerndem Denken und sozialer Kognition (Goran, Fabiano & Crewe, 1997).

2.6.3 Fatigue

Unabhängig von einzelnen kognitiven Leistungsdefiziten kann ein Fatigue-Syndrom bestehen, das neben einer physischen, meist die Gehmotorik betreffenden Ausprägung, sich auch in einer kognitiven Symptomatik äußern kann: Erhöhte Erschöpfbarkeit, vorzeitige Ermüdbarkeit bei kognitiven Anforderungen, z. T. plötzlich und unvorhersehbar auftretend, häufig aber auch abhängig von Belastung (Claros-Salinas et al., 2010; 2013).

Vor allem für MS-Betroffene ist Fatigue als eines der wesentlichen Symptome prägend, aber wird auch als Folge von SHT (Ponsford et al., 2012) und Schlaganfall (Choi-Kwon, Han, Kwon & Kim, 2005; van de Port, Kwakkel, Schepers, Heinemans & Lindeman, 2007) genannt.

Fatigue kann im Hinblick auf berufliche Aktivitäten heißen, dass diese aufgrund weitgehend intakter kognitiver Leistungsfähigkeit in den Morgenstunden relativ problemlos ausgeübt werden können, während dies im Laufe eines Arbeitstages nur noch erschwert, unter erhöhtem Energie- und Zeitaufwand gelingt.

Fatigability als messbare Leistungsänderung

Für diese messbare Leistungsveränderung hat sich der Begriff der Fatigability (Kluger, Krupp & Enoka, 2013) bewährt.

Diagnostisch besteht die besondere Schwierigkeit, dass auch Depressionen oder Schlafstörungen, inklusive deren pharmakologischer Behandlung, zu Symptomen wie Abgeschlagenheit oder Energiemangel führen können.

Differentialdiagnostisch kann Fatigue von Depression z. B. durch das Fehlen einer gedrückten Stimmungslage oder eines ausgeprägten Morgentiefs abgegrenzt werden (Flachenecker, 2009). Allerdings leiden viele MS-Betroffene auch unter Depression. Die Lebenszeitprävalenz von Depression bei MS liegt bei etwa 50 % (Feinstein, 2011). Da auch Schlafstörungen bei MS häufig auftreten (Popp et al., 2017), kann für derartige Störungen ebenso wie für Depression eine Symptom-Koinzidenz zu Fatiguebeschwerden bestehen, die diagnostisch mitunter schwierig zu klären ist und unterschiedliche therapeutische Interventionen erfordert.

Abgrenzung Fatigue von Depression & Schlafstörungen

Bei Untersuchungen zum Zusammenhang von MS-bezogener Fatigue und beruflicher Teilhabe wurde Fatigue als Hauptursache für eine Arbeitszeitreduktion von MS-Erkrankten berichtet (Smith & Arnett, 2005). Allerdings erwies sich gerade im Arbeitskontext kein klarer Zusammenhang von kognitiver Leistungsfähigkeit und Fatigue: 17 MS-Patient:innen, die vor und nach einem normalen Arbeitstag kognitiv getestet und nach Fatigue-Symptomen befragt wurden, berichteten subjektiv eine Zunahme ihrer Fatigue, während sich bei kognitiven Testergebnissen kein Hinweis auf überzufällige Leistungsdifferenzen ergab (Beatty et al., 2003).

Fatigue & berufliche Teilhabe

Dass die subjektive Beschwerde *Fatigue* bei MS-Betroffenen nicht notwendig in Arbeitsunfähigkeit mündet, zeigt der Hinweis einer Studie zur Diagnostik von Fatigue (Sander, Voelter, Schlake, Eling & Hildebrand, 2017): 44 % von 168 vollzeitig im Erwerbsleben stehenden Betroffenen berichteten dennoch Symptome einer schweren Fatigue. Dieser Befund zeige, so die Autoren, dass das subjektiv berichtete Ausmaß von Fatigue nicht genüge, um sozialmedizinische Fragen zu entscheiden.

Fatigue & Arbeitsunfähigkeit

Für eher leicht betroffene Schlaganfall-Patient:innen wurde persistente Fatigue als starker, unabhängiger Einflussfaktor bei der Rückkehr ins Arbeitsleben (Andersen, Christensen, Kirkevold & Johnsen, 2012) ermittelt, auch dann, wenn Faktoren wie kognitive Beeinträchtigungen oder Depression kontrolliert wurden (Rutkowski, Sabri & Yang, 2021).

Fatigue bei Schlaganfall

Fatigue bei MS und nach Schlaganfall wurde in einer prospektiv angelegten Studie (Claros-Salinas, Koch, Dettmers, Spiteri & Schönberger, in Vorbereitung) untersucht mit dem Ziel, berufliche und soziale Teilhabe der Betroffenen sechs Monate nach Ende einer stationären Rehabilitation zu klären.

Während des Rehabilitationsaufenthalts wurde die subjektive Fatigue anhand von Fatigue-Skalen (FSS, Krupp, LaRocca, Muir-Nash & Steinberg, 1989; MS-spezifisch: FSMC, Penner, Vogt, Raselli, Stocklin, Opwis & Kappos, 2005) erhoben. Für Fatigability wurden Alertness (TAP, Zimmermann & Fimm, 2005) und die subjektive Einschätzung der aktuellen Leistungsfähigkeit auf einer visuellen Analogskala gemessen. Sechs Monate nach Entlassung der Patient:innen in ihre häusliche Umgebung wurden in Telefoninterviews der berufliche Status, die private und berufliche Lebenszufriedenheit und anhand des IMET (Index zur Messung von Einschränkungen der Teilhabe, Deck, Mittag, Hüppe, Muche-Borowski & Raspe, 2007) verschiedene Teilhabeaspekte erfragt. Die 60 MS-Betroffenen gaben im Vergleich zu 54 Schlaganfall-Betroffenen insgesamt höhere Fatigue- und Teilhabebeeinträchtigungen an, waren aber häufiger im Arbeitsprozess – allerdings nur, wenn sie bereits vor der Rehabilitation über einen Arbeitsplatz verfügt hatten. MS-Erkrankte ohne Arbeitsplatz waren sechs Monate nach Rehabilitation zu einem höheren Anteil als Schlaganfall-Betroffene berentet.

Berufliche Teilhabe bei MS & Schlaganfall-Patient:innen

2.7 Sprache und Kommunikation

Sprachlich-kommunikative Fähigkeiten sind in fast allen Berufsfeldern Grundvoraussetzungen, um alltägliche, aber auch herausgehobene Anforderungen bewältigen zu können. Daher stellt die berufliche Rehabilitation von Menschen mit zentralen Sprach- und Sprechstörungen eine besondere Herausforderung dar – je nach Besonderheit der sprachlichen Anforderungen am Arbeitsplatz, die über den alltagssprachlichen Austausch hinaus rasche Aufnahme- und Reaktionsfähigkeit in Verhandlungsgesprächen, komplexe schriftsprachliche Leistungen oder eine über Stunden anhaltende Sprechausdauer umfassen können. Selbst bei leichtgradigen Beeinträchtigungen sprachlicher Fähigkeiten ist eine berufliche Wiedereingliederung oft erschwert und gelingt auch bei hoher Leistungsbereitschaft der Betroffenen nicht in jedem Fall.

2.7.1 Aphasie

In einer Übersichtsstudie (Graham, Pereira & Teasell, 2011) wurden neun Studien ausgewertet und die durchschnittliche Wiedereingliederungsrate von Schlaganfall-Betroffenen ($N=415$) mit Aphasie errechnet: 28,4 % gegenüber 44,7 % für die Gesamtheit der einbezogenen Schlaganfall-Patient:innen im Alter zwischen 18 und 65 Jahren ($N=1612$).

Aphasie als negativer Prädiktor für berufliche Reintegration

Bei multivariater Analyse prädiktiver Faktoren erschien Aphasie als deutlichstes Hindernis für die Rückkehr ins Arbeitsleben (Black-Schaffer & Osberg, 1990). Bei meist nur geringer Stichprobengröße liegen berichtete Wiedereingliederungsquoten für qualifizierte Tätigkeiten auf dem allgemeinen Arbeitsmarkt zwischen 16 % (Gil et al., 1996), 21 % (Leim et al., 2005) und 38 % (Ramsing, Blomstrand & Sullivan, 1991).

2.7.2 Kognitive Kommunikationsstörungen

Studien, die nicht auf aphasische Sprachstörungen abzielen, sondern den möglichen Zusammenhang von hirnschädigungsbedingten, kommunikativen Defiziten und beruflichem Outcome untersuchen, sind selten und beziehen sich nur auf kleine Stichproben (Douglas, Bracy & Snow, 2016; Rietdijk, Simpson, Togher, Power & Gillett, 2013). Die Bandbreite einzelner Symptome, die zu derartig erschwerter Kommunikationsleistung beitragen, umfasst u.a. so unterschiedliche Defizite wie die unzureichende Beachtung der Gesprächssituation, thematische Inkohärenz, mangelnde Perspektivübernahme oder mangelnde Fähigkeit, Äußerungen logisch zu strukturieren. Diese Symptome, die vor allem auf der Ebene der Textverarbeitung zu berufsrelevanten Störungsbildern führen können, werden im Konzept der Kognitiven Kommunikationsstörungen zusammengefasst (Büttner & Glindemann, 2019).

Die Studienergebnisse weisen darauf hin, dass nicht nur das Ausmaß kommunikativer Einschränkungen mit erschwerter beruflicher Reintegration in Zusammenhang steht, sondern darüber hinaus auch die Fähigkeit der Betroffenen, ihre kommunikativen Schwierigkeiten angemessen wahrzunehmen.

2.8 Verhalten und Emotion

Als weitere wichtige Einflussfaktoren für den Verlauf einer beruflichen Reintegration werden metakognitive Verhaltensgrößen, insbesondere die Fähigkeit der Selbsterkenntnis oder Selbstwahrnehmung (vgl. Ben-Yishay, Silver, Piasetsky & Rattok, 1987; Douglas et al., 2016; Ezrachi, Ben-Yishay, Kay, Diller & Rattok, 1991; Melamed, Groswasser & Stern, 1992; Prigatano et al., 1994; Shames et al., 2007; Sherer et al., 1998; Wehman et al., 1990; 1995) genannt.

Gestörte Self-awareness als Negativprädiktor für berufliche Reintegration

Eine gestörte Selbstwahrnehmung kann insofern limitierend für die berufliche Wiedereingliederung wirken, als etwa eine mangelnde Störungseinsicht zu geringer Therapiemotivation oder zu unrealistischen beruflichen Zielsetzungen führt.

Allerdings erscheint auch dieser Befund nicht völlig konsistent: Nach Malec, Buffington, Moessner und Degiorgio (2000) trug eine beeinträchtigte Selbstwahrnehmung nicht zur Vorhersage des Erfolgs beruflicher Wiedereingliederung und deren Stabilität nach einem Jahr bei.

Gestörte Self-awareness kein unüberwindliches Hindernis

Eine unzureichende Selbstwahrnehmung erschien daher zumindest nicht als unüberwindliches Hindernis beruflicher Reintegration – zumal, wenn diese Beeinträchtigung im Fokus therapeutischer Interventionen steht.

Auch Ruff et al. (1993) fanden entgegen ihrer Erwartung, dass Faktoren wie Depression und Verhaltensauffälligkeiten wie reduzierte Impulskontrolle keine wesentlichen Einflussfaktoren für den beruflichen Wiedereingliederungserfolg von 55 Betroffenen sechs bis 12 Monate nach schwerem SHT waren. Vielmehr zeigten sich verbale Intelligenz, kognitive Verarbeitungsgeschwindigkeit und Alter als zuverlässige Prädiktoren. Als mögliche Erklärung für den überraschenden Befund, dass psycho-soziale Faktoren die berufliche Wiedereingliederung nicht beeinflussten, wird auf den begrenzten Untersuchungszeitraum hingewiesen: nicht auszuschließen sei, dass nach einem Jahr die anfängliche Toleranz von Arbeitgebern nachlasse und psychosoziale Anpassungsstörungen für die weitere Berufstätigkeit doch relevant würden.

Berufliche Reintegration & psychiatrische Komorbidität

Den Zusammenhang von beruflichem Wiedereingliederungserfolg und allgemeiner psychiatrischer Komorbidität untersuchte ein systematisches Review (Garrelfs, Donker-Cools, Wind & Frings-Dresen, 2015) bei Menschen mit erworbener Hirnschädigung (50 % nach SHT). Psychiatrische Erkrankungen wie Depression, Angststörung oder posttraumatische Belastungsstörungen waren mit negativ verlaufenden beruflichen Reintegrationsprozessen deutlich assoziiert. Betroffene, die schon vor Erleiden einer Hirnschädigung psychiatrisch erkrankt gewesen waren, zeigten ein erhebliches Risiko für erneute Episoden und geringere berufliche Rückkehrquoten (Hackett et al., 2012).

2.9 Einflussfaktoren im Überblick

Der Prozess der beruflichen Wiedereingliederung nach Hirnschädigung ist heterogen und derart facettenreich, dass allgemeine, eindeutige Prädiktoren nicht bestimmbar sind.

Bedeutung multivariater Analysen

Um die Komplexität möglicher Einflussfaktoren auf Erfolg oder Scheitern der beruflichen Wiedereingliederung hirngeschädigter Patient:innen angemessen zu erfassen, sind multivariate Analysen erforderlich, bei denen abhängige Variablen in ihrer Beeinflussung durch mehrere unabhängige Variablen simultan untersucht werden (Gollaher et al., 1998) und berücksichtigt wird, dass die einzelnen Faktoren sich wechselseitig beeinflussen können (Novack et al., 2001). Für die Vorhersage des beruflichen Wiedereingliederungserfolgs hirngeschädigter Patient:innen ist daher das vielschichtige Zusammenspiel zahlreicher Faktoren zu berücksichtigen, z.B. in Form komplexer, statistischer Modelle wie Strukturgleichungsmodellen, bei denen aufgrund theoretischer Überlegungen und empirischer Evidenzen ein Vorhersagemodell mit abhängigen wie unabhängigen Variablen entwickelt und an einem vorhandenen Datenset überprüft wird. Für eine große Stichprobe von 949 SHT-Betroffenen konnte mit einem solchen Strukturgleichungsmodell (Schönberger et al., 2011) gezeigt werden, dass Variablen wie Alter, Bildung, Berufstätigkeit vor dem Ereignis, Schweregrad des SHT und Gliedmaßenverletzungen den beruflichen Reintegrationsverlauf ein Jahr nach SHT direkt vorhersagten. Variablen wie Geschlecht, psychiatrische Erkrankungen vor dem SHT oder Wirbelsäulenverletzungen hingegen fungierten nur indirekt als Prädiktoren für Berufstätigkeit, nur im Zusammenhang mit Variablen wie Bildungsgrad vor dem Ereignis und Veränderungen des Verhaltens bzw. kognitiver und emotionaler Funktionen. So erwies sich beispielsweise die Assoziation zwischen Geschlecht und gutem Wiedereingliederungsergebnis bei den weiblichen Betroffenen dieser Studie als indirekt vermittelt durch deren höheren Bildungsgrad.

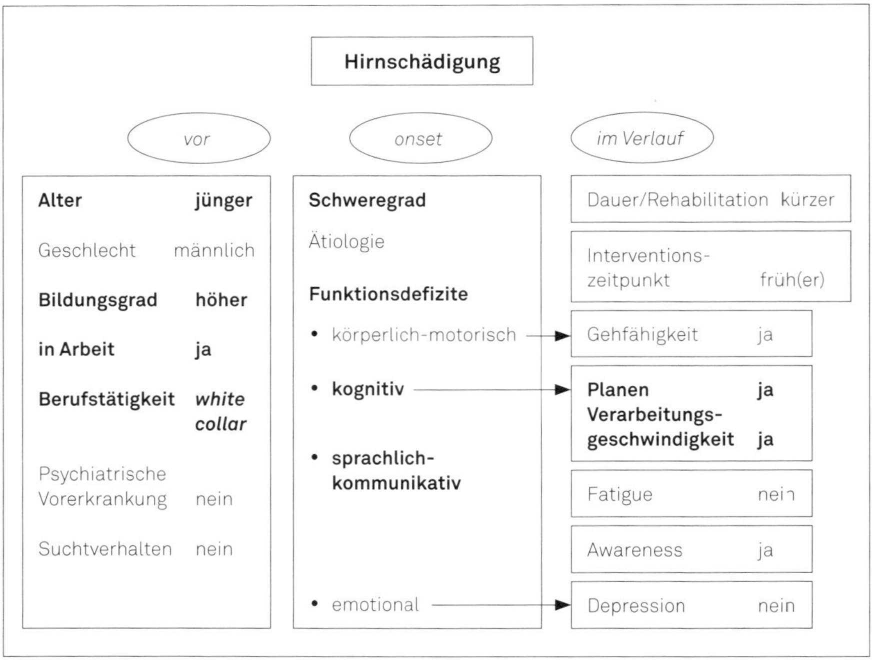

Abbildung 1: Einflussfaktoren beruflicher Wiedereingliederung/positive Konstellation

Für die im klinischen Alltag relevante Beurteilung des Einzelfalls können die dargestellten Forschungsergebnisse nur Hinweise geben, welche Einflussfaktoren die berufliche Teilhabe entscheidend beeinflussen können. Eine Übersicht über die wichtigsten Einflussfaktoren gibt Abbildung 1. Die Faktoren sind geordnet nach Größen, die

- bereits vor der Hirnschädigung bestanden,
- unmittelbar durch die Hirnschädigung bedingt sind,
- zwar hirnschädigungsbedingt sind, aber oft erst im Verlauf zu Einflussgrößen werden.

Aufgeführt sind für die berufliche Wiedereingliederung prognostisch günstige Faktoren, hervorgehoben besonders häufig berichtete Faktoren.

3 Therapiekonzepte berufsorientierter Neurorehabilitation

Die Vielfalt therapeutischer Ansätze und deren Wirksamkeit wird im Folgenden anhand von Studien dargestellt, die aus neuropsychologischer Perspektive das Ziel beruflicher Wiedereingliederung verfolgten.

Allgemein wird davon ausgegangen, dass die Verbesserung des neuropsychologischen Status eine zwar notwendige, aber nicht ausreichende Bedingung für eine erfolgreiche berufliche Wiedereingliederung darstellt und vielmehr eine spezifische, berufsorientierte Behandlung nötig ist. Zu unterscheiden sind folgende therapeutische Konzepte:

- Berufsorientiertes, klinisch-neuropsychologisches Training
- Erweiterung klinisch-berufsorientierter Behandlung auf Arbeitsversuche
- Ausdehnung neurorehabilitativer Interventionen auf den Arbeitsplatz
- Berufsorientiertes Fallmanagement und frühzeitiges Einbeziehen aller Beteiligten
- Langfristige berufsorientierte Betreuung

3.1 Berufsorientiertes, klinisch-neuropsychologisches Training

Kombination von Kognitions- und psychosozialem Anpassungstraining

Mit dem Ziel, US-amerikanische Patient:innen nach SHT wirksam bei ihrer Rückkehr ins Arbeitsleben zu unterstützen, wurde von Prigatano und seiner Arbeitsgruppe (1984; 1986) ein neuropsychologisches Therapieprogramm entwickelt, das sowohl Maßnahmen zur Verbesserung der kognitiven Leistungsfähigkeit als auch der psychosozialen Anpassungsfähigkeit integrierte. In diesem Therapieverfahren mit gruppentherapeutischem Setting, ergänzt durch Einzeltherapien, nahm das Training kritischer Selbstwahrnehmung und der Akzeptanz von Hirnschädigungsfolgen einen besonderen Raum ein. Trotz intensiver Therapie (an vier Wochentagen zu je sechs Therapiestunden über sechs Monate lang) blieben die Ergebnisse beruflicher Rehabilitation hinter den Erwartungen der Behandler zurück, dass sich 60–65 % der insgesamt 18 Betroffene nach SHT (Altersdurchschnitt: 26 Jahre, in Arbeit oder Ausbildung bis Ereignis) wieder ins Arbeitsleben reintegrierten: nur 50 % gelang dies.

Frühzeitige Berufsorientierung statt sequenziellem Rehabilitationsverlauf

Für die berufsorientierte Neurorehabilitation in Deutschland war langjährig ein sequenzieller Rehabilitationsverlauf – zuerst die medizinische Behandlung, nach deren weitgehendem Abschluss die berufliche Reintegration – maßgeblich. Inzwischen wird längst ein möglichst frühzeitiger Beginn berufsorientierter Neurorehabilitation (Bürger, 2006) und damit ein integriertes Vorgehen an der Schnittstelle von medizinischer und beruflicher Rehabilitation favorisiert.

Berufsorientierte Behandlung kognitiver Leistungsdefizite

Mit einem neurokognitiv-berufstherapeutischen Konzept (vgl. zu diagnostischen wie therapeutischen Details die Abschnitte 4, 6 und 7) werden Menschen mit erworbenen Hirnschädigungen bereits innerhalb einer medizinischen Rehabilitation frühzeitig auf ihre berufliche Wiedereingliederung vorbereitet (Claros-Salinas, Greitemann & Jeske, 2000). Besonders untersucht wurde der Zusammenhang zwischen kognitivem Funktionsdefizit und beruflichem Outcome (Claros-Salinas, 2004). Die in einer umfassenden neuropsychologischen Testbatterie erhobenen kognitiven Leistungsdefizite der Patient:innen wurden auf ihre funktionale Relevanz für die Ausführung beruflicher Anforderungen bewertet, um mögliche Behinderungen am Arbeitsplatz zu antizipieren.

Profilabgleich: kognitive Leistungsdefizite vs. berufliche Anforderungen

Auf der Basis eines solchen Profil-Abgleichs wurden berufsbezogene therapeutische Maßnahmen entwickelt, welche die Vorbereitung der Betroffenen auf ihre berufliche Reintegration, insbesondere eine stufenweise Wiedereingliederung, beinhalteten. Diese Maßnahmen integrierten ein Training beeinträchtigter berufsrelevanter Leistungen ebenso wie die Erprobung beruflicher Leistungsressourcen unter Berücksichtigung berufsrelevanter Kompensations- und Adaptationsmöglichkeiten.

Katamnese zum Verlauf (stufenweiser) Wiedereingliederung

Evaluiert wurde eine Stichprobe von 107 Patient:innen, die mit der Zielsetzung einer möglichst zügigen beruflichen Reintegration an den bisherigen Arbeitsplatz behandelt wurde (siehe Kasten).

Neurokognitiv orientierte Berufstherapie (Claros-Salinas, 2004)

Stichprobenmerkmale

- 107 Patient:innen
  - mit erworbener Hirnschädigung
  - Schlaganfall: 61 %
  - Tumor: 14 %
  - SHT: 13 %
  - entzündliche Erkrankungen: 7,4 %
  - sonstige: 4,6 %
- weiblich: 49 %
- Altersmedian: 47 Jahre
- mittlere Zeit nach Ereignis: 8 Monate
- 100 % in Arbeit bis Ereignis

Interventionen

berufsorientiertes, v.a. neurokognitiv ausgerichtetes Training in stationärem Behandlungssetting:

- Profil-Abgleich kognitiver Leistungsdefizite und Anforderungen am Arbeitsplatz
- Interventionsebenen:
  - Training beeinträchtigter berufsrelevanter Leistungen
  - Erprobung beruflicher Leistungsressourcen
  - Förderung von berufsrelevantem Kompensations- und Adaptationsverhalten
  - Vorbereitung stufenweiser Wiedereingliederung

Die Katamnese (frühestens 6 Monate nach Therapieende) ergab eine Rückkehrrate von insgesamt 55 %. Bei denjenigen Patient:innen (N=75), die eine Empfehlung für eine stufenweise Wiedereingliederung erhalten hatten, betrug die Rückkehrrate 75 %. Als bedeutsame Prädiktoren für eine beruflich erfolgreiche Rehabilitation ergaben sich aufgrund der neuropsychologischen Diagnostik verschiedene Aufmerksamkeits- und Gedächtnisvariablen (Aufmerksamkeits-Belastungstest d2: Parameter für Geschwindigkeit (D2-GZ-F); Revisionstest: Parameter für Sorgfalt (Revisionstest-Fehler); WMS Subtest 6: figurale Gedächtnisleistung).

Frauen weniger erfolgreich als Männer

Weiter zeigte sich ein geschlechtsspezifischer Effekt: Die Patientinnen reintegrierten sich weniger erfolgreich als die Patienten, obwohl sie bessere kognitive Leistungen (verbales Gedächtnis, Textverstehen) zeigten. In diesem Ergebnis deutet sich die Begrenztheit der prädiktiven Kraft neurokognitiver Leistungsdaten für eine erfolgreiche berufliche Reintegration an. Dennoch erscheint die mit einer therapeutischen Vorbereitung stufenweiser Wiedereingliederung kombinierte berufsorientierte Behandlung kognitiver Leistungsdefizite als sinnvolle Behandlungsperspektive, um berufliche Wiedereingliederungschancen neurologischer Patient:innen zu erhöhen.

BOMeN – berufliche Orientierung in der medizinischen Neurorehabilitation

Eine ebenfalls frühzeitige beruflich-neurorehabilitative Orientierung kennzeichnet das vierwöchige Behandlungsprogramm BOMeN (Berufliche Orientierung in der Medizinischen Neurorehabilitation; Menzel-Begemann, 2012), das im Unterschied zur Standardbehandlung eine strukturiertere Ablauforganisation, intensivere Diagnostik berufsrelevanter Anforderungen und Fähigkeiten sowie eine Kombination von Funktionstraining und intensiver berufsorientierter Schulung bietet (siehe Kasten).

BOMeN: Schulungsmodule

BOMeN ist als offene Gruppentherapie konzipiert mit insgesamt neun Einheiten von je 180 Minuten (bei einem dreiwöchigen Behandlungszeitraum jeweils drei Einheiten pro Woche).

Im psychoedukativen Schulungsmodul werden Themen wie Arbeitsstress und Stressbewältigung, Lösungsstrategien für die Rückkehr in das Arbeitsleben und sozialrechtliche Themen bearbeitet.

BOMeN: Neuropsychologische Schulung

Das Modul „Neuropsychologische Schulung“ zielt darauf, mögliche Leistungsgrenzen bewusst erleben zu lassen und hierüber die Bedeutung von Aufmerksamkeit und Konzentration, Gedächtnis, Planung und Organisation im berufsnahen Alltag zu vermitteln. Jede der drei neuropsychologischen Schulungseinheiten beginnt mit einem Wahrnehmungsexperiment, bei dem die Teilnehmenden erfahren sollen, wie z. B. ihre

Gedächtnisleistung variiert, wenn sie einmal mit und einmal ohne Merkhilfen vorgehen. Abfragen zur Selbsteinschätzung der jeweiligen Leistung vervollständigen diese Wahrnehmungsübungen. Im nächsten Schulungsabschnitt folgen Informationen, wie mögliche Probleme zu lösen sind und Leistung steigerbar ist. Abgeschlossen wird der neuropsychologische Schulungsblock durch ein einstündiges kognitives Funktionstraining, bei dem zuvor erlernte Strategien eingesetzt werden sollen.

BOMeN: Handlungsorientierte Schulung

Das Schulungsmodul „Handlungsorientierte/Ergotherapeutische Schulung" widmet sich praktischen, berufsbezogenen Aufgaben, die Anforderungen in den Bereichen Handfertigkeit und Feinmotorik, komplexe Bewegungen und Planung/Organisation beinhalten. Bürotypische Aufgaben mit PC-Einsatz oder handwerkliche Anforderungen, die die Bearbeitung von Holz oder Papier einschließen, werden je nach beruflichem Hintergrund auf drei Schwierigkeitsstufen (leicht/mittelschwer/schwer) gestellt. Die praktische Planungsaufgabe formuliert Anforderungen wie das Heraussuchen von Waren anhand einer Bestellliste, Verpacken und Einsortieren. Analog zum neuropsychologischen Schulungsmodul werden auch hier die Patient:innen um eine Selbsteinschätzung gebeten, inwieweit die Aufgabenbearbeitung sie gefordert hat und ob sie sich für eine Folgeeinheit schwierigere Aufgaben vorstellen können.

Randomisiert-kontrollierte BOMeN-Studie

BOMeN-Studie (Menzel-Begemann, 2012)

Stichprobenmerkmale

- 297 Patient:innen mit erworbener Hirnschädigung; Schlaganfall >85 %
- männlich: 68 %
- Altersdurchschnitt: 48 Jahre
- Schweregrad: leicht
- 90 % in Arbeit bis Ereignis

Interventionen

multizentrische, randomisiert-kontrollierte Studie:

- Kontrollgruppe: Standard-Reha
- Interventionsgruppe: vierwöchiges Behandlungsprogramm BOMeN
- berufsorientierte Diagnostik/Schulung: offene Gruppentherapie, 9 Einheiten von je 180 Minuten
- Schulungsmodul 1: Psychoedukation zu Arbeitsstress, Sozialrecht etc.
- Schulungsmodul 2: neuropsychologisches Funktionstraining, Vermittlung von Leistungsgrenzen etc.
- Schulungsmodul 3: handlungsorientierte, ergotherapeutische Trainings zu Handfertigkeit und Feinmotorik etc.

Erwartet wurde, dass sich für diejenigen Patient:innen (n=141), die BOMeN durchlaufen hatten, 15 Monate nach Abschluss der Rehabilitation eine höhere Reintegrationsrate, ein rascherer Reintegrationsverlauf, weniger Arbeitsunfähigkeitstage und eine höhere Gesundheit- und Lebenszufriedenheit zeigten als bei Patient:innen mit herkömmlicher Behandlung (n=156).

Arbeitsunfähigkeitsquote in Interventionsgruppe geringer

Im abschließenden Vergleich von Kontroll- und Interventionsgruppe zeigten sich zwar jeweils günstigere Werte für die Interventionsgruppe (Reintegrationsrate: 61,6 %; Kontrollgruppe: 54,1 %) jedoch überwiegend keine überzufälligen Unterschiede. Lediglich hinsichtlich des Arbeitsunfähigkeitsstatus 15 Monate nach Beendigung der Rehabilitation wich die Interventionsgruppe statistisch signifikant von der Kontrollgruppe ab: In dieser waren noch 21,5 % arbeitsunfähig, bei der BOMeN-Gruppe nur 11,6 %.

Weiterentwicklung: BoReM-N

Um den spezifischen Berufsbezug weiter zu verstärken und die Komplexität alltagsnaher Anforderungen zu erhöhen, wurde BOMeN zu BoReM-N (Beruflich orientiertes Rehamodul für die Neurologie; Menzel-Begemann & Hemmersbach, 2011) weiterentwickelt (siehe Kasten). Der Schulungsanteil des bisherigen Konzepts wurde gekürzt zugunsten berufspraktischer Arbeitsaufträge, die innerhalb dreistündiger Belastungsmodule zu bearbeiten waren.

Evaluation BoReM-N

BoReM-N-Studie (Menzel-Begemann & Hemmersbach, 2011; Menzel-Begemann, 2016)

Stichprobenmerkmale

- 265 Patient:innen mit erworbener Hirnschädigung; Schlaganfall: 69,8 %
- männlich: 62 %
- Altersdurchschnitt: 47 Jahre
- >86 % in Arbeit bis Ereignis

Interventionen

- multizentrisches, randomisiertes Kontrollgruppen-Design
- Intervention: BoReM-N
  - verstärkter, spezifischer Berufsbezug
  - erhöhte Komplexität alltagsnaher Anforderungen
  - berufspraktische Arbeitsaufträge
  - 3-stündige Belastungsmodule als Arbeitssimulation

Für die Hauptfragestellung, ob sich die Reintegrationsrate bis 15 Monate nach BoReM-N-Rehabilitation im Vergleich zur Standardbehandlung signifikant steigerte, ergab sich zwar eine deutliche Tendenz (48,5 % Kontrollgruppe vs. 60 % Interventionsgruppe reintegriert), jedoch wiederum keine überzufälligen Unterschiede (Menzel-Begemann, 2016). Signifikant war der Gruppenunterschied hinsichtlich der durchschnittlichen Anzahl von Arbeitsunfähigkeitstagen nach Reintegration (57,8 Tage/Kontrollgruppe vs. 13,8 Tage/Interventionsgruppe).

MBO® Kompakt-Neurowoche

Während bei den bislang vorgestellten Konzepten berufsbezogene Behandlungselemente in mehrwöchige Rehabilitationsverfahren integriert sind, schließt die MBO® Kompakt-Neurowoche an die Standardrehabilitation an (Schuler et al., 2016; siehe Kasten). In geschlossenen Kleingruppen (vier bis acht Rehabilitand:innen) werden in sieben Tagen 35 berufsbezogene, interdisziplinär (Neurologie, Arbeitsmedizin, Physio-, Sport-, Ergotherapie, Sozialpädagogik, Psychologie) angelegte Behandlungseinheiten durchgeführt. Inhaltlich erstreckten sich diese von berufsorientierter Leistungsdiagnostik, berufsspezifischem Funktionstraining und individualisiertem Arbeitsplatztraining bis zu (fakultativem) Fallmanagement unter Einbeziehung des Arbeitgebers. Die ärztliche Zuweisung zu dieser Kompakttherapie erfolgte für neurologische Patient:innen mit positiver Erwerbsprognose und eher guter psychophysiologischer Belastbarkeit, für die aber dennoch nach Einschätzung des Rehabilitationsteams die Standardbehandlung als nicht ausreichend für die Zielerreichung *berufliche Teilhabe* erachtet wurde.

Evaluation MBO® Kompakt-Neurowoche

MBO® Kompakt-Neurowoche (Schuler et al., 2016)

Stichprobenmerkmale

- 252 Patient:innen mit erworbener Hirnschädigung
- männlich: 75 %
- Altersdurchschnitt: 48 Jahre
- gute psychophysiologische Belastbarkeit

Interventionen

MBO® Kompakt-Neurowoche im Anschluss an Standardrehabilitation:
- geschlossene Kleingruppen (4 bis 8 Rehabilitanden)
- 35 berufsbezogene, interdisziplinär angelegte Behandlungseinheiten

Die 252 Zugewiesenen wurden u. a. bei Beendigung der MBO® Kompakt-Neurowoche, sechs (T3) und 12 Monate (T4) später befragt, wie zufrieden sie mit dieser Maßnahme waren und wovon sie am meisten profitierten. Zu allen Zeitpunkten wurde die Maßnahme von knapp 80 % bis 90 % als hilfreich beurteilt. Als besonders unterstützend wurden Behandlungselemente zu Testung und Training von beruflicher Leistungsfähigkeit und Gedächtnis bewertet. Zu T3 und T4 waren etwa 2/3 wieder im Arbeitsprozess, die meisten davon in einer Vollzeittätigkeit. Allerdings berichteten die erfolgreich reintegrierten Rehabilitand:innen ohne wesentlichen Unterschied von T3 zu T4 beruflich über vorschnelle Ermüdung (>50 %), Probleme, das geforderte Arbeitstempo aufrechtzuerhalten (>40 %), Konzentrationsschwierigkeiten, Probleme wegen körperlicher Einschränkung oder Zweifel, für die beruflichen Anforderungen ausreichend leistungsfähig zu sein (ca. 30 %).

3.2 Erweiterung klinisch-berufsorientierter Behandlung auf Arbeitsversuche

Eine wichtige Konzepterweiterung der berufsorientierten Neurorehabilitation lag in der Einführung von Arbeitsversuchen *(work trials)*, die Patient:innen erste therapeutisch angeleitete Erfahrungen in der realen Arbeitswelt ermöglichen sollten.

In vivo-Arbeitsversuche

Ben-Yishay et al. (1987) beschrieben, wie *in vivo*-Arbeitsversuche über die herkömmliche klinische Behandlung hinaus die Wiedereingliederungschancen entscheidend erhöhen können. Die beobachteten US-amerikanischen SHT-Betroffenen hatten in der Regel schon andere Behandlungsprogramme durchlaufen, an deren Ende sie als beruflich nicht eingliederbar eingeschätzt worden waren. Das von Ben-Yishay et al. (1987) konzipierte, als *holistic remedial* beschriebene Programm beginnt mit einer Phase zur Verbesserung der kognitiven Defizite, mündet in einen begleiteten Arbeitsversuch in verschiedenen Anwendungsfeldern und schließlich in eine Phase der unterstützten Suche nach einem angepassten Arbeitsplatz (siehe Kasten).

Holistic Remedial Program (Ben-Yishay et al., 1987)

Stichprobenmerkmale

- 94 Patient:innen nach SHT vor mindestens 1 Jahr
- 23 % nach gescheiterter Arbeitsaufnahme
- 28 % nach gescheiterter Fortsetzung einer akademischen Ausbildung

Interventionen

Behandlungsphasen:
- neuropsychologisches Gruppentraining zur Verbesserung v. a. kognitiver Defizite
- therapeutisch begleiteter Arbeitsversuch für mindestens 6 Wochen in Krankenhauseinrichtungen wie Büros, Läden oder Büchereien zur Klärung individueller Arbeitskompetenzen und beruflichem Potential
- Unterstützung bei Suche und Aufnahme einer den Fähigkeiten angemessenen beruflichen Tätigkeit

Am Ende der Arbeitsversuche wurden 63 % der Patient:innen als beruflich wettbewerbsfähig eingeschätzt. Weitere 23 % erschienen für eine berufliche Tätigkeit unter geschützten Bedingungen geeignet. Auch nach einem Zeitraum von bis zu drei Jahren befanden sich 50 % bis 60 % der ursprünglich für beruflich nicht wiedereingliederbar gehaltenen Patient:innen noch im Arbeitsleben.

Auch bei deutschen Patient:innen mit erworbener Hirnschädigung wurden ähnliche Arbeitsversuche parallel zu einer intensiven tagklinischen Behandlung durchgeführt (Pössl, Jürgensmeyer, Karlbauer, Wenz & Goldenberg, 2001; Kursawe & Pössl, 2002) und die Nachhaltigkeit dieser Maßnahme langjährig verfolgt (siehe Kasten).

Tagklinische Behandlung mit Arbeitsversuchen (Pössl et al., 2001; Kursawe & Pössl, 2002)

Stichprobenmerkmale

43 Patient:innen:
- SHT, schwer: 24
- Schlaganfall: 15
- sonstige: 4

Interventionen

tagklinisches Behandlungssetting: gruppentherapeutische Supervision von Arbeitsversuchen

Katamnese 7–8 Jahre nach erfolgreich beendetem Arbeitsversuch:
- 53 % mit stabiler Arbeitsbiografie
- 19 % mit kritischem Verlauf (Arbeitsplatz-Wechsel, Arbeitslosigkeit, chronische Überlastung)
- 28 % zwischenzeitlich berentet

Neuropsychologische Berufstherapie

In dem Konzept einer neuropsychologischen Berufstherapie (Guthke, Jäckle & Claros-Salinas, 2012) wird ebenfalls eine klinisch-berufsorientierte Therapie um Arbeitsversuche erweitert (siehe Kasten). Die neuropsychologische Berufstherapie kombiniert restitutionstherapeutische Methoden zur Verbesserung arbeitsrelevanter Funktionsfähigkeit mit der Vermittlung von Kompensationstechniken und der Anpassung beruflicher Anforderungsprofile. Um mögliche Verhaltensänderungen positiv zu beeinflussen und eine Verarbeitung der Erkrankung zu unterstützen, integriert das Konzept einen neuropsychologisch-psychotherapeutischen Ansatz.

APDT – Alltags-Praktische Diagnostik und Therapie

Wesentlicher Bestandteil des Therapieprogramms ist eine therapeutisch engmaschig supervidierte berufliche Belastungserprobung und Therapie (AlltagsPraktische Diagnostik und Therapie – APDT, vgl. Guthke, 2009), bei der Betroffene ihre Belastungsfähigkeit in einer realen Arbeitssituation erproben und trainieren können. Auch die Anpassungsmöglichkeiten der Betroffenen, etwa die Fähigkeit, berufstherapeutisch vermittelte Kompensationsstrategien möglichst flexibel einzusetzen, können in einer solchen Maßnahme praktisch geprüft werden. Die APDT kann sowohl beim bisherigen Arbeitgeber als auch bei anderen Einsatzstellen durchgeführt werden. Arbeitsaufgaben und zeitliche Dauer werden individuell zwischen Patient:in, Arbeitgeber und supervidierenden Therapeut:innen abgestimmt.

Entscheidend: Ressourcen nutzen

Bei der Festlegung der Arbeitsinhalte ist es entscheidend, berufsrelevante Ressourcen der Betroffenen gerade für die Anfangsphase zu nutzen, d. h. Aufgaben auszuwählen, bei denen die Diskrepanz zwischen Anforderung und aktuellem Leistungsvermögen möglichst gering ist. Abhängig vom individuellen Verlauf kann die Komplexität der Aufgaben wie auch die tageszeitliche Dauer der Tätigkeit gesteigert werden. Wichtig dabei ist der kontinuierliche Austausch aller Beteiligten, bei dem mögliche Anpassungen kompensatorischer Strategien, die Modifikation von Arbeitsbedingungen, die therapeutische Behandlung besonderer Leistungsprobleme zentral sind.

Durch APDT validere Voraussagen für berufliche Reintegration

Die Autor:innen gehen davon aus, dass im Vergleich zu den Ergebnissen neuropsychologischer Leistungsdiagnostik die Ergebnisse einer solchen APDT- Maßnahme validere Voraussagen für die berufliche Reintegration und insbesondere deren langfristigen Erfolg erlauben.

Neuropsychologische Berufstherapie (Guthke, 2009; Guthke et al., 2012)

Stichprobenmerkmale

282 Patient:innen nach Schlaganfall

Interventionen

neuropsychologische Berufstherapie in tagesklinischem Behandlungssetting:

- Funktionstraining in für Wiedererlangung der Arbeitsfähigkeit entscheidenden Bereichen
- Vermittlung von Kompensationstechniken, Anpassung von beruflichen Anforderungsprofilen & Psychotherapie
- APDT: supervidierte berufliche Belastungserprobung in realer Arbeitssituation

Eine katamnestische Befragung an fast 300 Schlaganfall-Patient:innen (Guthke, 2009) ergab, dass die Wahrscheinlichkeit nach einer erfolgreichen APDT auch noch nach mehreren Jahren zu arbeiten, bei 77 % lag.

3.3 Ausdehnung neurorehabilitativer Interventionen auf den Arbeitsplatz

Supported Employment Model

Mit der Entwicklung eines *Supported Employment Model* (Wehman et al., 1990; 1993) wurde gezeigt, wie sich neurorehabilitative Interventionen auch bei schwer Betroffenen auf deren Arbeitsplatz erstrecken können: *Job Coaches* begleiten und unterstützen diese gezielt bei ihrer Wiedereinarbeitung, indem sie Leistungsbeeinträchtigungen durch Training, Strategien und Techniken verbessern und so das Arbeitspensum erfüllen helfen (siehe Kasten).

Supported Employment Model (Wehman et al., 1993)

Stichprobenmerkmale

80 US-amerikanische Patient:innen nach schwerem SHT, durchschnittliche Zeit nach Ereignis: 6,1 Jahre

Interventionen

5-jährige Studie:

monthly employment ratio (Anteil tatsächlich geleisteter Arbeit an möglicher Arbeitszeit)

- bei Patient:innen ohne besondere Unterstützung: 13 %
- bei in *Supported Employment*-Programme einbezogenen Patient:innen: 67 %

Medical/Vocational Case Coordination System

Das mehrstufige Therapieprogramm *Medical/Vocational Case Coordination System* (MVCCS, Malec et al., 2000) kombinierte eine frühzeitige Fallorientierung auf berufliche Ziele und die systematische Erprobung in Arbeitsversuchen mit *Supported Employment*-Ansätzen in der letzten Behandlungsphase. Eine Follow-up-Untersuchung nach einem Jahr zeigte, dass gut die Hälfte der behandelten US-amerikanischen Patient:innen beruflich ohne weitere Hilfe reintegriert war, und nur 13 % nicht eingegliedert werden konnten (siehe Kasten).

Medical/Vocational Case Coordination System (Malec et al., 2000)

Stichprobenmerkmale

- 114 Patient:innen:
  - SHT: 64 %
  - Schlaganfall: 26 %
- männlich: 61 %
- Altersdurchschnitt: 37,4 Jahre
- Zeit seit Ereignis (Median): 12,7 Monate

Interventionen

- frühe Fall-Identifikation und -Koordination
- Integration beruflicher Ziele in medizinische und berufsorientierte Interventionen
- Arbeitsversuche
- *Supported Employment* einschließlich *Job Coaching*
- berufliche Reintegration der Betroffenen nach Therapieende bzw. Follow-up nach 1 Jahr:
  - ohne weitere externe Hilfe: 46 % / 53 %
  - übergangsweise mit Hilfe, Job-Coach, Reduktion der Stundenzahl etc.: 25 % / 19 %
  - mit dauernder Unterstützung: 9 % / 10 %
  - bei geschützten Arbeitsbedingungen: 10 % / 6 %
  - keine Platzierung möglich: 10 % / 13 %

3.4 Berufsorientiertes Fallmanagement und Einbeziehen aller Beteiligten

Unterstützung durch Fallkoordinator

Schon im *Supported Employment Model* kam dem Job-Coach, der Patient:innen am Arbeitsplatz begleitete, eine besondere Rolle zu. Weiterentwickelt wurde dies in Therapiekonzepten, die einen persönlichen Koordinator vorsehen, der Menschen mit erworbenen Hirnschädigungen bei der Planung und Umsetzung ihrer beruflichen Rehabilitation von Beginn an unterstützt. So ist etwa im US-amerikanischen *Vocational Case Coordinator* (VCC)-Modell (Malec & Moessner, 2006) der Fallkoordinator nicht nur zuständig für die Einleitung von Arbeitsversuchen oder *Supported Employment*-Phasen, sondern ebenso für eine Schulung der Arbeitgeber (siehe Kasten).

Vocational Case Coordinator (VCC)-Modell (Malec & Moessner, 2006)

Stichprobenmerkmale

- 138 Patient:innen:
  - SHT: 61 %
  - Schlaganfall: 22 %
- männlich: 61 %
- Altersdurchschnitt: 34,2 Jahre
- Zeit seit Ereignis (Median): 0,6 Jahre

Interventionen

- frühe Intervention
- Arbeitsversuche
- vorübergehende oder längerfristige *Supported Employment*-Phasen
- Unterweisung des Arbeitsgebers

Für die Ergebnisse ein Jahr nach Wiedereingliederung (80 % der VCC-Gruppe in einem Beschäftigungsverhältnis in der Gemeinde, 56 % davon ohne weitere Unterstützung) war nicht der Schweregrad der initialen Hirnschädigung entscheidend, sondern vielmehr der Faktor der frühen Intervention.

Frühe Intervention als Erfolgsfaktor

Auch der ressourcenorientierte Ansatz, den Trexler, Trexler, Malec, Klyce & Parrott (2010) für die Beförderung beruflicher Reintegration vorschlagen, hebt auf eine persönliche Fall-Koordination ab.

Um die Auswirkungen ihres Konzepts zur erleichterten Ressourcennutzung (*resource facilitation*/RF) auf die berufliche Wiedereingliederung, die Teilhabe an Alltags-Aktivitäten und Depression zu prüfen, wurden 22 US-amerikanische Patient:innen in einer randomisiert-kontrollierten Studie untersucht (siehe Kasten). Alle Teilnehmenden erhielten Standard-Follow-up-Dienste, aber der RF-Gruppe wurde auch ein *Resource Facilitator* zugeordnet, der mit allen eine persönliche Zielsetzung erarbeitete und verfolgte, die gemeindebasierten Unterstützungsmöglichkeiten und Dienstleistungen für eine berufliche Wiedereingliederung überblickte und diese Ressourcen der RF-Gruppe in einem partnerschaftlichen, individualisierten Prozess zugänglich machte.

Randomisiert-kontrollierte Studie zu persönlicher Fallkoordination

Resource Facilitation-Modell (Trexler et al., 2010)

Stichprobenmerkmale

- 22 Patient:innen mit erworbener Hirnschädigung
- Altersdurchschnitt: 43 Jahre
- mittlere Bildung: 13,3 Jahre

Interventionen

Interventions-Gruppe mit *Resource Facilitator:*
- früher Einbezug bisheriger Arbeitgeber bei Planung beruflicher Wiedereingliederung
- im 2-Wochen-Rhythmus Kontaktaufnahme mit RF-Gruppe: Fallbesprechungen wg. Bedarf therapeutischer Unterstützung oder Schulung von Arbeitgebern

64 % der RF-Gruppe im Vergleich zu 36 % der Kontrollgruppe befanden sich zum Follow-up-Zeitpunkt in einem Arbeitsverhältnis. Repliziert wurde dieser Ansatz mit größeren Stichproben bei ähnlichen Ergebnissen (Trexler, Parrott & Malec, 2016; Trexler & Parrott, 2018).

Ein niederländisches Therapiekonzept (van Dongen et al., 2018; siehe Kasten), das sich durch die längere Dauer von vier Monaten und Arbeitsversuche am bisherigen Arbeitsplatz auszeichnete, erweiterte die Rolle eines einzelnen Fallkoordinators durch den frühzeitigen und kontinuierlichen Einbezug aller Beteiligten.

Frühzeitiger Einbezug aller Stakeholder

Berufsbezogenes Rehabilitationsprogramm (van Dongen et al., 2018)

Stichprobenmerkmale

- 58 Patient:innen mit erworbenen Hirnschädigungen, 66 % nach Schlaganfall
- männlich: 57 %
- Durchschnittsalter: 48 Jahre
- durchschnittliche Zeit nach Ereignis: 9 Monate

Interventionen

4-monatiges berufsbezogenes Rehabilitationsprogramm:
- frühzeitiger, wiederholter Einbezug aller Stakeholder des beruflichen Wiedereingliederungsprozesses
- Arbeitsversuche am bisherigen Arbeitsplatz
- 3 Roundtable-Gespräche

Rehabilitand:in, das interdisziplinär besetzte Rehabilitationsteam mit Fachleuten aus Neuropsychologie, Sozialarbeit und Ergotherapie (ergänzt um weitere Funktionstherapeut:innen, wenn notwendig), Arbeitgeber, betriebsärztlicher Dienst (wenn vorhanden) ebenso wie nächste Angehörige verständigten sich in wiederholten Roundtable-Gesprächen.

Roundtable-Gespräche zum therapeutischen Arbeitsversuch

Im ersten Roundtable-Gespräch tauschten sich alle Beteiligten zunächst über Ziel, Möglichkeiten und Grenzen eines therapeutisch begleiteten und von Arbeitskolleg:innen unterstützten Arbeitsversuchs am bisherigen Arbeitsplatz aus. Im Verlauf, nach acht Wochen, wurden im zweiten Roundtable-Gespräch Erfahrungen ausgetauscht, Erfolge wie Probleme erörtert, die Möglichkeit der Fortsetzung des Arbeitsversuchs und dafür sinnvolle, erweiterte berufliche Aufgabenstellungen ebenso wie Stundensteigerungen abgestimmt. Im abschließenden Gespräch, 16 Wochen nach Beginn, wurde resümiert, mit welcher zeitlichen wie aufgabenbezogenen Leistung eine Rückkehr in den Arbeitsprozess gelingen könnte. Nach der Intervention waren 86 % der Patient:innen in Arbeit, überwiegend mit angepassten Arbeitsanforderungen bei einer durchschnittlichen Wochenarbeitszeit von 21 Stunden (entsprach 60 % der bisherigen Arbeitszeit). Nach drei bis sechs Jahren befanden sich 64 % weiter in einem regulären, bezahlten Arbeitsverhältnis (Anstieg der durchschnittlichen Wochenarbeitszeit um 5,3 Stunden).

Randomisiert-kontrollierte Wirksamkeitsstudie zu arbeitsplatzbezogener Intervention

Die frühzeitige Einbeziehung des Arbeitgebers kennzeichnet auch eine der wenigen randomisiert-kontrollierten Studien, die die Wirksamkeit einer arbeitsplatzbezogenen therapeutischen Intervention an 80 südafrikanischen Schlaganfall-Betroffenen untersuchte (Ntsiea, Van Aswegen, Lord & Olorunju, 2015; siehe Kasten). *Activities of Daily Life* (ADL), Mobilität, Kognition sowie Lebensqualität wurden in einer Baseline, höchstens acht Wochen nach dem Schlaganfall, und nach drei bzw. sechs Monaten untersucht.

Arbeitsplatzzentriertes Rehabilitationsprogramm (Ntsiea et al., 2015)

Stichprobenmerkmale

- 80 südafrikanische Patient:innen nach Schlaganfall
- männlich: 51 %
- Altersrange: 18–60 Jahre
- bis Ereignis in Beschäftigungsverhältnis
- leichte kognitive Einschränkungen
- Blue-collar-Tätigkeiten: 55 %
- White-collar-Tätigkeiten: 45 %

Interventionen

randomisiert-kontrollierte Studie:
- Baseline max. 8 Wochen nach Schlaganfall, Untersuchungen nach 3 bzw. 6 Monaten zu: ADL, Mobilität, Kognition, Lebensqualität
- 6-wöchiges Therapieprogramm für Interventionsgruppe, arbeitsplatzzentriert:
  - getrennte Interviews mit Patient:in und Arbeitgeber zu Barrieren und Ressourcen
  - in gemeinsamem Gespräch mit Patient:in, Therapeut:innen und Arbeitgeber Wiedereinarbeitungsplan abgestimmt
  - wöchentliche Visiten am Arbeitsplatz

Das sechswöchige Therapieprogramm der Interventionsgruppe war individuell zugeschnitten und nach einer ersten Phase neuro-funktionaler Untersuchungen zur Arbeitsfähigkeit wesentlich arbeitsplatzorientiert: In getrennten Interviews mit Patient:in und Arbeitgeber wurden zunächst Barrieren und Ressourcen für die Rückkehr an den Arbeitsplatz ermittelt. In einem gemeinsamen Gespräch von Patient:in, Therapeut:innen und Arbeitgeber wurde ein Wiedereinarbeitungsplan abgestimmt, bei dem Barrieren möglichst beseitigt und Ressourcen verstärkt wurden. Der plangemäße Verlauf wurde therapeutisch in wöchentlichen Visiten am Arbeitsplatz begleitet: Erfasst wurde, welche Anforderungen erfüllt werden konnten und wo Leistungsgrenzen zu beobachten waren. Die therapeutische Unterstützung umfasste berufliche Beratung bzw. Coaching zur Anpassung der Arbeitsumgebung, Vermittlung von Kompensationsstrategien hinsichtlich Mobilität und Fatigue sowie emotionalen Support. Parallel zu diesem arbeitsplatzgebundenen Training erhielt die Interventionsgruppe weiterhin übliche Schlaganfall-Therapien. Die Kontrollgruppe ($n = 40$) erhielt lediglich diese Therapien.

Wöchentliche Arbeitsplatz-Visiten

Sechs Monate nach Behandlung waren 60 % der Interventionsgruppe an ihren Arbeitsplatz zurückgekehrt (geänderte Tätigkeit: bei 55 %, angepasster Arbeitsplatz: bei 23 %), aber nur 20 % der Kontrollgruppe.

3.5 Langfristige berufsorientierte Betreuung

Erfordernis nachklinischer, langfristiger Betreuung bei Wiedereinarbeitung

Den medizinisch-beruflichen Rehabilitationsmaßnahmen mit einem eher kurzen Behandlungszeitraum *(short term focus)* stehen zunehmend Therapieansätze gegenüber, die berücksichtigen, dass Betroffene auch nach Entlassung aus einer klinischen Behandlung in der Phase der Wiedereinarbeitung noch therapeutischer Unterstützung durch Expert:innen bedürfen.

Bereits Olver, Ponsford und Curran (1996) hoben darauf ab, dass die Betreuung der von ihnen untersuchten australischen SHT-Betroffenen zwar intermittierende, aber insgesamt lebenslange Interventionen vorsehen sollte.

Notwendigkeit längerfristiger Begleitung von beruflicher Reintegration

Auch für deutsche Patient:innen mit erworbener Hirnschädigung wird hervorgehoben, dass deren berufliche Wiedereingliederung einer längerfristigen, therapeutischen Begleitung bedarf (Fries & Seiler, 1998): Bei 40 Betroffenen, deren berufliche Reintegration an den bisherigen Arbeitsplatz im Rahmen einer tagklinischen Behandlung gelang, nahm die Dauer der ambulanten Wiedereingliederungs-Begleitung mehr als drei Monate (75 %) bzw. sogar mehr als sechs Monate (50 %) in Anspruch.

Begleitung bei Wiederaufnahme der Arbeitstätigkeit

Die Notwendigkeit, hirngeschädigte Menschen in der letzten Phase ihrer Rehabilitation, bei der Wiederaufnahme ihrer Arbeitstätigkeit und damit oft längerfristig, zu betreuen, betonten auch Studien (siehe Kasten) zur Begleitung von schrittweisen Arbeitsversuchen (stufenweise Wiedereingliederung (StW), vgl. Kapitel 7.1).

StW-Begleitungen (Dettmers, Stein, Bock, Simon & Slowik, 2003; Schellhorn, Pössl, Kursawe & Goldenberg, 2005)

Stichprobenmerkmale

a) Dettmers et al., 2003:
   - 8 Patient:innen, Schlaganfall: 6, SHT: 1, weitere: 1
   - Altersdurchschnitt: 47 Jahre
   - in Arbeit bis Ereignis

b) Schellhorn et al., 2005:
   - 77 Patient:innen, Schlaganfall: 50,6 %, SHT: 32,5 %

Interventionen

a) wohnortnahe ambulante Rehabilitation:
   - Unterstützung des beruflichen Wiedereinstiegs, meist stufenweise Wiedereingliederung (StW; anfängliche Tagesarbeitszeit: 4 Stunden) durch Kontaktaufnahme mit Vorgesetzten/Kolleg:innen, Arbeitsplatzbesuche mit Begehungen und Gesprächen, Begleitung der StW
   - nach 2- bis 6-monatiger Begleitung Rückkehr von 4 Patient:innen an bisherigen Arbeitsplatz, 1 Patient an neuem Arbeitsplatz, 3 Patient:innen nicht arbeitsfähig

b) tagklinisches Behandlungssetting: gruppentherapeutische Supervision von StW
   - mittlere Dauer der StW: 4,4 Monate
   - Rückkehr an bisherigen Arbeitsplatz: 85,8 %
   - Anpassung von Arbeitsanforderungen, zeitlich/inhaltlich: bei 50 %

Eine besondere Herausforderung stellt die berufsorientierte Neurorehabilitation von Menschen dar, deren ausgeprägte Hirnschädigung schon länger besteht und die infolgedessen häufig nicht mehr über einen Arbeitsplatz oder unmittelbare Anknüpfpunkte in der Arbeitswelt verfügen. Selbst wenn es den Betroffenen, oft jüngeren Menschen nach SHT, gelingt, ins Arbeitsleben zurückkehren, arbeiten sie häufig nur in geringem Umfang und in wenig stabilen Arbeitsverhältnissen.

Therapeutisch schwierig: langjährig arbeitslose Patient:innen

Das in den Niederlanden entwickelte *Brain Integration Programme* (BIP; Geurtsen, Martina, van Heugten & Geurts, 2008; Geurtsen et al., 2011; 2012) bezieht Menschen mit erworbenen Hirnschädigungen ein, die oft Jahre nach Erkrankungsbeginn zusätzlich zu primären Folgen, wie etwa kognitiven Beeinträchtigungen, in besonderem Maße psychisch-emotionale Störungen, Probleme im sozialen Bereich und/oder der beruflichen Integration aufweisen. Für diese chronisch erkrankten Menschen bietet BIP therapeutische Wohngemeinschaften und eine standardisierte Behandlung, die aus drei Modulen besteht (siehe Kasten).

Brain Integration Programme (BIP) für langjährig arbeitslose Menschen

Brain Integration Programme (Geurtsen et al., 2011; 2012)

Stichprobenmerkmale

- 70 Patient:innen mit erworbenen Hirnschädigungen, mit psycho-sozialen Problemen
- männlich: 65,7 %
- Durchschnittsalter: 25,1 Jahre
- durchschnittliche Zeit seit Erkrankungsbeginn: 5,2 Jahre

Interventionen

Modul 1 „unabhängig leben“/Training von Fähigkeiten selbständigen häuslichen Lebens/durchschnittlich 100 Therapiestunden, vorwiegend einzeln

Modul 2 sozio-emotional orientierte, psychoedukative Gruppen- und Einzel-Therapien, v. a. Wahrnehmen individueller Begrenztheit/durchschnittlich 110 Therapiestunden

Modul 3 „arbeiten“/erste Arbeitspraxis, Erleben von Leistungsgrenzen und -ressourcen in Gruppentherapie; Evaluation beruflicher Leistungsfähigkeit in beruflichem Assessment, Vermittlung von (geschütztem) Arbeitsplatz/durchschnittlich 44 Therapiestunden, vorwiegend einzeln

Sofern die therapeutischen Ziele der beiden ersten Module erreicht wurden, schließt sich das Modul „arbeiten“ an: Nach einer neuropsychologischen Testphase wird eine erste Arbeitserfahrung und das Erleben von Leistungsgrenzen und -ressourcen im Rahmen einer Gruppentherapie ermöglicht. Im nächsten Schritt wird die berufliche Leistungsfähigkeit in einem beruflichen Assessment evaluiert, um Tätigkeiten und Arbeitsstunden pro Woche, die Betroffene zu leisten vermögen, zu ermitteln, ebenso wie notwendige Arbeitsplatzanpassungen bzw. persönliche Assistenz. Sofern keine unabhängige, bezahlte Arbeitsstelle vermittelbar ist, werden Alternativen im Bereich einer geschützten Arbeitstätigkeit oder freiwilligen Betätigung gesucht.

Therapiemodul: Arbeiten

BIP Wirksamkeit

Um die Wirksamkeit von BIP zu prüfen, wurden prospektive Kohorten-Studien durchgeführt (Geurtsen et al., 2008; 2011). Als Ergebnis der zweiten Studie (Geurtsen et al., 2011) zeigte sich, dass vor der Behandlung nur 17,9 % der Teilnehmenden gearbeitet hatten (mit einer geringen durchschnittlichen Wochenarbeitszeit von 14,3 Stunden), bei einer Follow-up-Untersuchung nach einem Jahr jedoch 53,7 % (mit einer gestiegenen durchschnittlichen Wochenarbeitszeit von 18,8 Stunden).

Nachhaltigkeit der BIP-Interventionen

Bei einer weiteren Follow-up Untersuchung (Geurtsen et al., 2012) zeigten sich die Behandlungserfolge auch drei Jahre nach der Intervention als nachhaltig.

3.6 Evidenz für die Effektivität unterschiedlicher Ansätze berufsorientierter Neurorehabilitation

Die Bewertung, inwieweit publizierte Konzepte oder Programme einer berufsorientierten Neurorehabilitation als evidenzbasiert gelten können, unternahmen verschiedene Überblicksarbeiten, deren wichtigste Ergebnisse in Abbildung 2 zusammengefasst sind.

SHT: 3 Hauptansätze für berufsorientierte Neurorehabilitation

Evidenz für Training berufsbezogener Fähigkeiten

Fadyl & McPherson (2009) unterschieden drei Hauptansätze für die berufsorientierte Neurorehabilitation von Menschen mit SHT:

(i) Für Programme beruflicher Neurorehabilitation, die auf den ursprünglichen Ansatz von Ben-Yishay et al. (1987) zurückgehen und wesentlich auf das Training berufsbezogener Fähigkeiten fokussieren, zeigte sich eine nur schwache Evidenz,

Berufsorientierte Neurorehabilitation	Evidenz
Neuropsychologische / kognitive Rehabilitation, Psychotherapie (z. B. Prigatano et al., 1986) in-vivo-Arbeitsversuche / *work trials* (z. B. Ben Yishay et al., 1987) *supported employment* (z. B. Wehman et al., 1990): neurorehabilitative Interventionen am Arbeitsplatz von Patient:innen / *job coach* begleitet	**keine[2] / schwach[1]**
case-coordination (z. B. Malec & Moessner, 2006): Fall-Koordinator:in leitet berufliche Reintegration möglichst frühzeitig ein / begleitet im Verlauf	**moderat[1]**
work-directed-Ansatz (z. B. Ntsiea et al., 2015): direkte Adressierung: individueller Arbeitsplatz / Wiedereingliederungsplan gemeinsam von Patient:in, Therapeut:in und Arbeitgeber erarbeitet / Berücksichtigung möglicher Adaptionen von Arbeitsanforderungen	**stark[2]**

1) Fadyl & McPherson, 2009; 2) Donker-Cools, Daams, Wind & Frings-Dresen, 2016

Abbildung 2: Evidenzen für berufsorientierte Neurorehabilitation

dass sich Teilnehmende an derartigen Programmen beruflich erfolgreicher reintegrierten, dass sie besser bezahlt waren oder mehr Arbeitsstunden leisten konnten als Nichtteilnehmende. Auch die Evidenz dafür, dass diese Betroffenen nach Beendigung eines solchen Programms zumindest zu einem Anteil von 50 % nach einem Jahr noch in Arbeit waren, war nur schwach ausgeprägt.

(ii) Die Auswertung von Studien zur Effektivität des *Supported-Employment*-Modells ergab ebenfalls nur schwache Evidenzhinweise, was allerdings auch mit dem Informationsgehalt der evaluierten Studien in Zusammenhang gebracht wurde, der keine umfassenderen Wirksamkeitsschlussfolgerungen erlaubte.

Evidenz für Supported-Employment

(iii) Das Modell der *case-coordination* (vgl. etwa Malec et al., 2000 oder Malec & Moessner, 2006), bei dem ein Fall-Koordinator die jeweiligen Schritte beruflicher Reintegration innerhalb des Rehabilitationsnetzwerks möglichst frühzeitig einleitet und im Verlauf begleitet, erwies sich als *„moderate evident"*. Nahezu 80 % der berichteten Fälle nahmen in unterschiedlicher Weise, etwa auch an geschützten Arbeitsplätzen, am Berufsleben teil und immerhin 50 % gingen ein Jahr nach SHT einer bezahlten Tätigkeit ohne weitere Unterstützung nach.

Evidenz für case-coordination

Die von Donker-Cools, Daams, Wind & Frings-Dresen (2016) durchgeführte Überblicksarbeit erweiterte den Fokus von Menschen mit SHT auf Patient:innen mit erworbenen, nicht progressiven Hirnschädigungen, die vor Erkrankung gearbeitet und an neurorehabilitativen, berufsorientierten Interventionen teilgenommen hatten. Von den 12 einbezogenen Studien waren fünf als randomisiert-kontrollierte Studien (RCT) angelegt.

Evidenz berufsorientierter Rehabilitation für Menschen mit erworbenen Hirnschädigungen

Jeweils ausschließlichen Interventionsformen wie kognitive Rehabilitation, Training von Fähigkeiten (*skills*) oder *Supported Employment* wurde keine Evidenz für eine wirksame berufsorientierte Rehabilitation zuerkannt.

Keine Evidenz: Skills-Training & Supported Employment

Als deutlich wirksam *(strong evidence)* hingegen wurden Interventionen eingestuft,

- bei denen der individuelle Arbeitsplatz direkt adressiert wurde und etwa ein Wiedereingliederungsplan gemeinsam von Patient:in, Therapeut:in und Arbeitgeber erarbeitet wurde,
- mögliche Adaptionen von Arbeitsanforderungen berücksichtigt wurden (Ntsiea et al., 2015) oder
- die Arbeitgeberseite zumindest in den Reintegrationsprozess mit eingebunden wurde (Trexler et al., 2010).

Klare Evidenz: Work-directed-Ansätze

Kombiniert mit diesem arbeitsplatzbezogenen Ansatz fanden sich in den beiden vorgenannten RCT-Studien ebenso Psychoedukations- und Coaching-Elemente. Diese Kombination, auch erweitert um das Training von Fähigkeiten, führte bei Studien, die kein RCT-Design aufwiesen, jedoch als prospektive Studien von ausreichender Qualität waren (Geurtsen et al., 2008; Geurtsen et al., 2011), immerhin zur Evidenzbeurteilung *indicative findings*, d.h. Ergebnisse, die auf Wirksamkeit hinweisen.

Auch für MS-Erkrankte ist die Effektivität berufsorientierter Rehabilitation im Hinblick auf berufliche Wiedereingliederung und Teilhabe am Arbeits- und Berufsleben untersucht worden (Khan, Ng & Turner-Stokes, 2009). Berücksichtigt wurden randomisierte und kontrollierte klinische Studien, die berufsorientierte Rehabilitation mit Standardtherapie oder anderen Interventionen verglichen. Nach umfangreicher Selektion blieben zwei US-amerikanische Studien in der Analyse, die insgesamt 80 MS-Betroffene einschlossen.

MS: Evidenz berufsorientierter Rehabilitation

Keine ausreichende Evidenz für Beratungs- und Nachsorge-Angebote

In einer randomisiert-kontrollierten Studie (RCT) verglichen LaRocca, Kalb und Gregg (1996) ein Therapieprogramm zur Rückführung an den bisherigen Arbeitsplatz und dessen Erhalt, bei dem Psycholog:innen und Expert:innen für berufliche Wiedereingliederung intensive Beratung anboten, mit Standardtherapie. Eine Follow-up-Untersuchung nach einem Jahr zeigte keine überzufälligen Unterschiede. Auch die zweite Studie (Rumrill, Roessler & Cook, 1998), methodisch als kontrolliert-klinisch (CCT) angelegt, konnte keine Überlegenheit des angewandten therapeutischen Ansatzes nachweisen. Diejenigen MS-Betroffenen, die bei der Suche nach einem Arbeitsplatz durch Telefoninterviews zur Ermittlung des beruflichen Profils, durch Seminare und telefonische wie persönliche Nachsorge unterstützt wurden, reintegrierten sich bei einer Follow-up-Untersuchung nach 16 Wochen nicht erfolgreicher als die weniger intensiv betreute Kontrollgruppe.

MS: Mangelnde Einsicht in kognitive, berufsrelevante Beeinträchtigungen

Trotz der mangelnden Evidenz für berufsbezogene Rehabilitations-Programme bei MS-Erkrankten hoben Khan et al. (2009) einzelne Ergebnisse dieser Studien als relevant hervor: Bei MS-Patient:innen bestand keine durchgängige Einsicht bzw. angemessene Bewertung hinsichtlich möglicher kognitiver Beeinträchtigungen und deren Auswirkungen auf die berufliche Leistungsfähigkeit (LaRocca et al., 1996). Entsprechend begrenzt war ihre Bereitschaft, Angebote kognitiver Rehabilitationsprogramme frühzeitig, vor krisenhaften beruflichen Situationen, wahrzunehmen. Aus dieser Problematik, berufsbezogene Rehabilitation zum richtigen Zeitpunkt einzuführen, schlussfolgern Khan et al., dass derartige Angebote über weitgestreckte Zeiträume bestehen müssen und insgesamt je nach Ziel der Beibehaltung eines Arbeitsplatzes, der Wiedereinarbeitung, der Suche nach einem neuen Arbeitsplatz und – bei MS-Betroffenen ebenfalls für die gesamte gesundheitliche Verfassung wesentlich – des rechtzeitigen Ausstiegs aus dem Arbeitsleben zu differenzieren sind.

MS: Geringe Evidenz für berufsorientierte Rehabilitation

Auch in einem aktuelleren Cochrane-Review (Amatya, Khan & Galea, 2019), das die Evidenz von MS-Rehabilitation insgesamt bewertete, wurden Belege dafür, dass berufsorientierte Rehabilitation die wettbewerbsfähige Beschäftigung, den Erhalt von Arbeitsplätzen oder Wiedereinstiegsquoten verbessern kann, als gering *(low quality)* eingeschätzt.

3.7 Grundlegende Eckpunkte für die Ausrichtung und Bewertung berufsorientierter Neurorehabilitation

In einem Literaturüberblick zu berufsorientierter Rehabilitation nach SHT, der Arbeiten seit 1967 berücksichtigte (Tyerman, 2012), wurde hervorgehoben, dass die unterschiedlichen Modelle wie etwa Rehabilitationsprogramme mit berufsbezogenen Elementen oder Fallkoordination bei gleichzeitiger Ressourcenstärkung methodisch kaum vergleichbar seien.

Einheitliches Datenset für Effektivitätsanalysen

Um das allgemeine Verständnis für Prozesse beruflicher Wiedereingliederung dieser Indikationsgruppe zu verbessern und zugleich die Effektivität unterschiedlicher berufsorientierter Rehabilitationsprogramme systematischer auswerten zu können, wäre die Verfügbarkeit über folgende Daten eine entscheidende Voraussetzung:

- Details zum allgemeinen Hintergrund (z. B. Geschlecht, Alter bei Eintritt der Hirnschädigung, Bildungshintergrund)
- Berufstätigkeit zum Zeitpunkt des Schädelhirntraumas (z. B. Status, Berufsgruppe, Arbeitsstunden, Dauer der zuletzt eingenommenen Position)
- spezifische Daten zum Schädelhirntrauma (z. B. Schweregrad, neurochirurgische Eingriffe, Dauer des Klinikaufenthalts)
- Daten zur Rehabilitation (z. B. stationär vs. ambulant)
- Status bei Entlassung (z. B. beruflicher Status, Stundenzahl)
- Beitrag der berufsbezogenen Rehabilitation (Therapiemethode, Behandlungshäufigkeit und -dauer)
- Outcome-Ergebnisse wie den Zeitpunkt der beruflichen Wiedereingliederung und Follow-up-Daten (z. B. nach 1, 2, 5 und 10 Jahren)

Diese für SHT-Rehabilitanden entwickelte Liste ließe sich auch für weitere neurologische Indikationsgruppen, wie etwa Schlaganfall oder Multiple Sklerose anpassen.

Zusätzliche Einbeziehung neuropsychologischer Daten

Allerdings sollten aus neuropsychologischer Sicht kognitive Basisdaten etwa zu Aufmerksamkeit, Gedächtnis, exekutiven Funktionen, Sprache oder numerischen Funktionen ebenso ergänzt werden wie Daten zu Verhaltensauffälligkeiten, etwa mangelndes Störungsbewusstsein, Angst oder Depression.

Aus der Perspektive qualitativer Studien können weitere Orientierungen für die Frage, wie sich berufsorientierte Strategien der Neurorehabilitation für Menschen nach Schlaganfall günstig ausrichten, gewonnen werden. In einer qualitativen Metasynthese, die entsprechende Studien von 2000 bis 2015 einbezog (Schwarz, Claros-Salinas & Streibelt, 2017), wurde ein theoretisches Modell der Einflussfaktoren erfolgreicher, beruflicher Wiedereingliederung nach Schlaganfall entwickelt. Diese Faktoren umfassen:

- für die betroffene Person:
  - körperliche und kognitive Beeinträchtigungen infolge des Schlaganfalls
  - individuelle Coping- und Adaptationsstrategien
  - subjektive Bedeutung von Arbeit
  - Motivation trotz Schlaganfall wieder beruflich teilzuhaben
- hinsichtlich des Arbeitsplatzes:
  - Arbeitsanforderungen und deren Modifikationsmöglichkeiten
  - Strategien des betrieblichen Gesundheitsmanagements
  - Arbeitsklima/soziale Unterstützung durch Vorgesetzte und Kolleg:innen
- hinsichtlich berufsorientierter, neurorehabilitativer Maßnahmen:
  - Verfügbarkeit und Zugänglichkeit derartiger Maßnahmen
  - deren Angemessenheit

Aus der Interaktion der vorbeschriebenen Haupteinflussgrößen ergeben sich weitere Einflussgrößen: Leistungsfähigkeit bzw. Leistung der betroffenen Person unter standardisierten Testbedingungen während einer Rehabilitationsmaßnahme bzw. am realen Arbeitsplatz.

Einflussfaktor: Erfahrungen bei erstem Reintegrationsversuch

Als ein weiterer zentraler Einflussfaktor konnte die Bedeutung von Erfahrungen beim ersten Reintegrationsversuch ermittelt werden: Waren diese negativ, erschwerte dies den weiteren Verlauf der beruflichen Wiedereingliederung. Daraus folgt, dass die initialen Schritte beruflicher Wiedereinarbeitung therapeutisch besonders sorgfältig vorzubereiten, u. a. hinsichtlich des richtigen Zeitpunkts, und wenn möglich therapeutisch zu begleiten sind.

APC-Modell Übergreifend ist die Interaktion der verschiedenen Einflussgrößen dann als förderlich für das Ziel der beruflichen Wiedereingliederung zu fassen, wenn alle Akteure (Betroffene, Arbeitgeber und Rehabilitationsexpert:innen) sich an Handlungsprinzipien wie Anpassungsfähigkeit *(**A**daptiveness)*, Zielgerichtetheit *(**P**urposefulness)* und Kooperationsbereitschaft *(**C**ooperativeness)* ausrichten – entsprechend wurde das Erklärungsmodell der vielfältigen Einflussfaktoren beruflicher Reintegration nach Schlaganfall als APC-Modell bezeichnet.

Aus diesen Hinweisen ergeben sich Eckpunkte für eine erfolgreiche berufliche Wiedereingliederung (siehe Kasten).

Eckpunkte der Arbeitsplatzorientierten Neurorehabilitation

- Diagnostik und Therapie arbeitsplatzbezogener Funktionsdefizite
- Gemeinsam mit Rehabilitand:in und Arbeitgeber Erfassung von Barrieren der beruflichen Wiedereingliederung
- Therapeut:in, Rehabilitand:in und Arbeitgeber entwickeln einen individuellen Wiedereingliederungs-Plan, der enthält:
  - Zeitpunkt für den Beginn der Wiedereingliederung
  - (temporäre) Anpassung des Arbeitsplatzes hinsichtlich
    - täglicher Arbeitszeit
    - Arbeitsaufgaben für erleichterten Beginn
    - förderlicher Arbeits(platz)bedingungen
- längerfristige therapeutische Begleitung des Wiedereingliederungsprozesses/ Coaching am Arbeitsplatz, das enthält
  - Analyse und Intervention bei Funktionsdefiziten
  - psychosoziale Beratung des:r Rehabilitand:in zu Copingstrategien
  - Beratung und Schulung des Arbeitgebers

4 Berufsorientierte Diagnostik in der Neurorehabilitation

Neuropsychologische Diagnostik, die Untersuchungen zu Störungen der Aufmerksamkeit, des Gedächtnisses, der exekutiven Funktionen, der Visuoperzeption und -kognition, der visuellen Raumwahrnehmung und -kognition, der auditiven Verarbeitung, der Sprache und des Sprechens, der Zahlenverarbeitung und Rechnens umfasst, ist eine notwendige Voraussetzung für jegliche Abklärung, inwieweit Patient:innen trotz hirnschädigungsbedingter Leistungsdefizite wieder am Arbeitsleben teilhaben können.

Unter dem Blickwinkel beruflich orientierter Neurorehabilitation werden im Folgenden klinisch erprobte, diagnostische Verfahren dargestellt, die das breite Spektrum üblicher neuropsychologischer Untersuchungen ergänzen können.

4.1 SIMBO-C

Der SIMBO-C (**S**creening-**I**nstrument zur Feststellung des Bedarfs an **M**edizinisch-**B**eruflich **O**rientierter Rehabilitation bei **C**hronischen Erkrankungen; Streibelt, 2009) ist ein Screening-Verfahren, mit dem Patient:innen mit besonderen beruflichen Problemlagen (BBPL) erkannt werden. Eine derartige Identifikation funktionaler wie psychosozialer berufsbezogener Problemlagen bildet den Ausgangspunkt für die **M**edizinisch-**B**eruflich **O**rientierte **R**ehabilitation (MBOR), wie sie die Deutsche Rentenversicherung als Leistungsausrichtung innerhalb der medizinischen Rehabilitation nachdrücklich fordert (vgl. Kapitel 5.2).

Darüber hinaus lässt sich mit dem SIMBO-C das Risiko abschätzen, im Anschluss an eine Rehabilitation nicht wieder in das Arbeitsleben zurückzukehren.

SIMBO-C (Abbildung 3) ist ein knapper, zeitökonomisch durchführbarer Fragebogen, der frei verwendet werden darf (Einsteckkarte). Neben allgemeinen Angaben (Alter, derzeitige Erwerbssituation etc.) wird v. a. nach dem Grad der Beeinträchtigung der Arbeit durch den derzeitigen Gesundheitszustand, den Vorstellungen zur weiteren beruflichen Zukunft und den (möglicherweise berufsbezogenen) Erwartungen an die Rehabilitationsmaßnahme gefragt. Aus insgesamt sieben Items wird ein Score (0–100 Punkte) gebildet, wobei eine höhere Punktzahl auf deutlichere berufliche Probleme hinweist. Hinweise zu den Verfahren und zur Auswertungsroutine finden sich unter www.medizinisch-berufliche-orientierung.de, vgl. Lukasczik, Wolf, Gerlich, Küffner, Vogel & Neuderth, 2017.

SIMBO-C: Zeitökonomische Erhebung des Bedarfs berufsorientierter Rehabilitation

SIMBO-C wurde für Personen mit neurologischen Erkrankungen validiert (Streibelt & Claros-Salinas, 2016).

SIMBO-C validiert für neurologische Patient:innen

Überprüft wurde dabei, inwiefern das Ergebnis des SIMBO-C mit der tatsächlichen Zuweisung zur medizinisch-beruflich orientierten Rehabilitation (MBOR) und der kritischen sozialmedizinischen Begutachtung im Entlassungsbericht übereinstimmte. Eingeschlossen wurden Patient:innen im erwerbsfähigen Alter, die eine Rehabilitation der Phase D (vgl. neurologisches Phasenmodell, Schönle & Stemmer, 2000) in einer stationären, neurologischen Rehabilitations-Klinik absolvierten. Sie wurden zu Beginn der Rehabilitation u. a. mit dem SIMBO-C befragt. Darüber hinaus wurden Daten des Entlassungsberichts, nach den Vorgaben der Deutschen Rentenversicherung standardisiert, sowie Informationen zur Teilnahme an einem berufsorientierten Rehabilitations-Programm (MBOR) einbezogen. Zentrale Informationen des Entlassungsberichts wie Leistungsfähigkeit in der letzten Tätigkeit bzw. auf dem allgemeinen Arbeitsmarkt, Schwere der Arbeit, Arbeitsfähigkeit bei Entlassung und Empfehlungen wie „Leistungen zur Teilhabe am Arbeitsleben (LTA) prüfen“ sowie „Stufenweise Wiedereingliederung (StW)“ wurden zu einem Index „kritische sozialmedizinische Informationen“ zusammengefasst (Range: 0–5).

Screening SIMBO-C[1)]

Sehr geehrte Patientin, sehr geehrter Patient,

damit wir uns ein Bild von Ihrer beruflichen Situation machen können, bitten wir Sie die nachfolgenden Fragen zu beantworten.

Alter: _____ **Jahre** **Geschlecht:** ☐ männlich ☐ weiblich

1. Welche der folgenden Angaben trifft auf Ihre derzeitige Erwerbssituation zu?

☐ ganztägig berufstätig
☐ mindestens halbtags berufstätig
☐ weniger als halbtags berufstätig
☐ Hausfrau/-mann
☐ arbeitslos/erwerbslos
☐ Rentner:in wegen Erwerbsminderung
☐ Altersrentner:in
☐ aus anderen Gründen nicht erwerbstätig

2. Sind Sie zurzeit krankgeschrieben (arbeitsunfähig)?

☐ nein ☐ ja

3. Waren Sie in den letzten 12 Monaten krankgeschrieben?

☐ nein ☐ ja

falls ja: Wie lange waren Sie insgesamt krankgeschrieben?

☐ unter 1 Woche ☐ 1–6 Wochen ☐ 7–12 Wochen ☐ 13–26 Wochen ☐ >26 Wochen

4. Wie stark sind Sie durch Ihren derzeitigen Gesundheitszustand in Ihrer Arbeit beeinträchtigt?

keine Beeinträchtigung — völlige Beeinträchtigung

☐ 0 ☐ 1 ☐ 2 ☐ 3 ☐ 4 ☐ 5 ☐ 6 ☐ 7 ☐ 8 ☐ 9 ☐ 10

5. Wie stellen Sie sich Ihre berufliche Zukunft vor? *(Bitte kreuzen Sie alles für Sie Zutreffende an.)*

Ich denke, dass ich in der nächsten Zukunft wahrscheinlich …

☐ in meinem Beruf weiterhin arbeiten kann.
☐ in meinem Beruf nicht mehr arbeiten kann.
☐ eine andere Arbeit suchen will.
☐ überhaupt nicht mehr arbeiten kann.
☐ eine Rente beantragen/bekommen werde.
☐ arbeitslos sein werde.
☐ krankgeschrieben sein werde.
☐ Ich weiß es noch nicht.

6. Was erhoffen Sie sich von Ihrem Reha-Aufenthalt?

Ich hoffe, dass …	überhaupt nicht	etwas	mäßig	ziemlich	sehr
man hier endlich Zeit für mich haben wird.	☐	☐	☐	☐	☐
mir Entlastung durch psychologische Betreuung angeboten wird.	☐	☐	☐	☐	☐
die Rehabilitation zur Klärung oder Besserung meiner beruflichen Situation beiträgt.	☐	☐	☐	☐	☐

1) mit freundlicher Genehmigung: Dr. Marco Streibelt, Deutsche Rentenversicherung Berlin

Abbildung 3: SIMBO-C

Die Analyse der konkurrenten Validität erfolgte durch eine Zusammenhangsanalyse des SIMBO-C-Score mit zwei Außenkriterien: (a) Zuweisung zum MBOR-Programm der Rehabilitations-Einrichtung und (b) Anzahl dokumentierter kritischer sozialmedizinischer Informationen im Entlassungsbericht. Hierfür kamen t-Tests, ROC-Analysen sowie multiple logistische und lineare Regressionsmodelle zum Einsatz. Die Regressionsmodelle wurden für Alter, Geschlecht und Krankheitsbild adjustiert.

SIMBO-C/Validierungsstichprobe und Ergebnisse

591 Patient:innen, Versicherte der Deutschen Rentenversicherung, Rehabilitationsphase D, Heilverfahren

Geschlecht	Alter (Mw)	Ätiologie (häufigste Erkrankungsgruppen)	Teilnahme an MBOR-Programm
53,1 % Frauen	48,3 ±9,6 Jahre	25,6 % Schlaganfall 32,5 % MS	39,9 % (n=236)

Durchschnittlicher SIMBO-C-Score: 33,0 ± 25,7 Punkte
Sozialmedizinisch kritische Informationen im Entlassungsbericht durchschnittlich: 2,6 ± 1,4

39,8 % der Befragten wiesen mehr als drei kritische Informationen auf.

SIMBO-C-Score bei Personen mit
> 3 kritischen Informationen: 45,5 ± 24,0 Punkte
2–3 kritischen Informationen: 32,9 ± 25,8 Punkte
nur 1 kritischen Information: 16,5 ± 17,2 Punkte

Unterschiede jeweils signifikant

Vergleich von Patient:innen

a) dem MBOR-Programm zugewiesenen zu b) in herkömmlicher neurologischer Rehabilitation:

a) mit höherem durchschnittlichem SIMBO-C-Score: um 23,6 (95 % Konfidenzintervall: 19,8–27,4) Punkte (47,1 vs. 23,5 Punkte)/Effektstärke .92

area under curve (AUC)-Wert zur Vorhersagequalität der SIMBO-Skala: .766 (KI 95 .729–.799).

keine signifikanten Unterschiede zwischen den Erkrankungsgruppen

Assoziation höherer SIMBO-C-Score mit kritischer sozialmedizinischer Einschätzung

Wie die Ergebnisse zeigen, ist der SIMBO-C mit der klinischen Zuweisung zu einem MBOR-Programm und einer kritischen sozialmedizinischen Begutachtung bei Rehabilitationsende assoziiert: Je höher der SIMBO-C-Score war, desto eher nahmen Betroffene an einem medizinisch-beruflichen orientierten Therapieprogramm teil und desto höher fiel die Anzahl kritischer sozialmedizinischer Informationen im Reha-Entlassungsbericht aus. Insofern kann der SIMBO-C auch als nützliche zusätzliche Information in der MBOR-Therapiesteuerung bei neurologischen Erkrankungen gelten.

SIMBO-C-Katamnese

Mit der Fragestellung, ob der SIMBO-C auch kurz- und längerfristige Probleme der beruflichen Wiedereingliederung bei neurologisch erkrankten Personen vorhersagen kann, wurden katamnestische Nachbefragungen durchgeführt: Drei Monate (Streibelt & Claros-Salinas, 2017) bzw. im Mittel 21 Monate (Egner, Claros-Salinas & Streibelt, 2017) nach Entlassung aus dem Heilverfahren wurde der berufliche Status erhoben. Fast die Hälfte (44,8 % bzw. 43,6 %) der Befragten konnte keine berufliche Teilhabe erreichen. Dieses Ergebnis wurde in insgesamt 75 % der Fälle von SIMBO-C vorhergesagt, wobei sich die prädiktive Qualität des SIMBO-C-Screenings auch für den späteren Befragungszeitpunkt nicht wesentlich änderte. D.h. selbst für die längerfristige Vorhersage beruflicher Problemlagen ist der SIMBO-C ein wertvolles Screening-Instrument, das den Bedarf an medizinisch-beruflicher Rehabilitation bei neurologischen Patient:innen zuverlässig anzeigt.

Zudem ergab eine indikationsübergreifende Re-Analyse von vier SIMBO-Kohorten-Studien (Streibelt, 2018), dass der SIMBO-C nicht nur mit großer Wahrscheinlichkeit bereits zu Rehabilitationsbeginn Personen mit und ohne spätere Probleme bei der beruflichen Wiedereingliederung erkennen kann, sondern auch stärkere von weniger starken beruflichen Problemlagen zu differenzieren vermag.

Limitierend ist anzumerken, dass die erwähnte Validierungsstudie (Streibelt & Claros-Salinas, 2016) Patient:innen, die für eine Anschlussrehabilitation (vormals: Anschlussheilbehandlung, AHB) zugewiesen wurden, ausschloss. Da demnach der SIMBO-C für diese Rehabilitandengruppe keine zuverlässigen Aussagen treffen kann, ist der Hinweis von Leniger, Brandes und Heßling (2018) zu berücksichtigen, dass der SIMBO-C in Kombination mit einer (allerdings zeitaufwändigen) qualitativen Individualanamnese einzusetzen sei, um den Bedarf einer berufsorientierten Rehabilitation festzustellen.

4.2 Abgleich von beruflichem Anforderungs- und Leistungsprofil

Um Rehabilitand:innen nach längerer krankheitsbedingter Pause oder bei zunehmenden Problemen am Arbeitsplatz hinsichtlich ihrer Teilhabe am Arbeitsleben wirksam zu unterstützen, ist das Leistungsprofil zu erheben, um es dann auf das individuelle berufliche Anforderungsprofil zu beziehen. Erst aus diesem Vergleich lassen sich Schlussfolgerungen für die Möglichkeiten therapeutischer Förderung ziehen (Claros-Salinas, 2006; Claros-Salinas, Čunderlik & Greitemann, 2012).

Profilabgleich aktuelles Leistungsvermögen/ berufliche Anforderungen

Ausgangspunkt für eine partizipative Zielorientierung der berufsorientierten Therapie ist ein Profilabgleich des aktuellen Leistungsvermögens mit den beruflichen Anforderungen, dazu gehört auch die subjektive Einschätzung der Betroffenen.

Grundidee eines Abgleichs von aktuellem Leistungsprofil und arbeitsbezogenem Anforderungsprofil ist es, beobachtete Leistungsdefizite auf ihre funktionale Relevanz für die Ausführung beruflicher Anforderungen zu bewerten. Die Testergebnisse in den Bereichen Aufmerksamkeit, Gedächtnis, Sprache, Zahlenverarbeitung, exekutive Funktionen und visuell-räumliche Leistungen ebenso wie Ergebnisse sensomotorischer Funktionsprüfungen werden bezogen auf das individuelle Arbeits- und Berufsleben und mit der Perspektive ausgewertet, Ressourcen für eine mögliche Wiedereingliederung zu erfassen und kritische Leistungssituationen so weit wie möglich zu antizipieren.

Fragebogen: Berufliche Anforderungen & Arbeitsplatzbedingungen

Dazu wird in einem Fragebogen-Interview (Abbildung 4, siehe Einsteckkarte) zunächst erhoben, welche individuellen Anforderungen am Arbeitsplatz bestehen und unter

Fragebogen: Berufliche Anforderungen & Arbeitsplatzbedingungen (Seite 1)

Name: ______________________ **Datum:** ______________

Ausbildung:

☐ ohne Schulabschluss ☐ Hauptschule ☐ mittlerer Bildungsabschluss ☐ Abitur

berufliche Ausbildung(en): ______________________

Berufliche Tätigkeit(en) (evtl. Berufswechsel, Umschulungen): ______________________

____

____

derzeitiger Arbeitsplatz:

bei: ______________________ seit: ______________

Arbeitsinhalte:

Hauptaufgaben: ______________________

____

Arbeitshaltung:	im Stehen	☐ ständig	☐ überwiegend	☐ zeitweise
	im Gehen	☐ ständig	☐ überwiegend	☐ zeitweise
	im Sitzen	☐ ständig	☐ überwiegend	☐ zeitweise

ständig: mehr als 90 % der Arbeitszeit / überwiegend: 51 % bis 90 % / zeitweise: bis zu 10 % der Arbeitszeit

Besondere körperliche Anforderungen:

☐ keine
☐ Arbeitsschwere (z. B. Heben, Tragen von Lasten mit mehr als 15 kg)
☐ Arbeiten auf Leitern, Gerüsten
☐ Zwangshaltungen (z. B. gebückte Haltung, im Knien)
☐ Sonstige

Besondere geistige Anforderungen:

☐ keine
☐ geistig/psychische Belastbarkeit (insbesondere Konzentrations-/Reaktionsvermögen, Umstellungs-, Anpassungsvermögen)
☐ Verantwortung für Personen u. Maschinen
☐ Überwachung, Steuerung komplexerer Arbeitsvorgänge
☐ Publikumsverkehr
☐ Sonstige

Besondere Arbeitsbedingungen:

☐ Nässe ☐ Zugluft ☐ extrem schwankende Temperaturen
☐ Tätigkeiten mit erhöhter Unfallgefahr ☐ Lärm, Erschütterungen, Vibrationen
☐ inhalative Belastungen (z. B. Einatmen gefährlicher Stoffe)

Abbildung 4: Fragebogen/Berufliche Anforderungen & Arbeitsplatzbedingungen

Fragebogen: Berufliche Anforderungen & Arbeitsplatzbedingungen (Seite 2)

Örtlich-zeitliche Rahmenbedingungen

Arbeitszeit:

täglich von ____________ bis ____________ Uhr Wochenarbeitszeit: ______ Stunden

Arbeitsschichten:

☐ keine ☐ Tagesschicht ☐ Früh- und Spätschicht ☐ Nachtschicht

☐ Sonstige: ______________________________

Arbeitsraum:

☐ Fabrikhalle ☐ Werkstatt ☐ Labor ☐ Verkaufsraum ☐ Großraumbüro

☐ Gruppenbüro ☐ Einzelbüro ☐ Sonstiges: ______________________________

Arbeitsweg:

Entfernung: ________ km Dauer: ________ Min.

☐ mit öffentlichen Verkehrsmitteln ☐ PKW ☐ Fahrrad ☐ zu Fuß

Soziale Rahmenbedingungen

Betriebsgröße:

Beschäftigte: ☐ weniger als 10 ☐ von 10 bis 49 ☐ von 50 bis 249 ☐ 250 und mehr

Arbeitsform:

☐ Einzel ☐ Kleingruppe ☐ Team

Soziale Kontakte mit:	häufig	selten
Vorgesetzten	☐	☐
Kolleg:innen	☐	☐
unterstellten Mitarbeiter:innen	☐	☐
Kund:innen, Klient:innen, etc.	☐	☐

Konflikte am Arbeitsplatz:

☐ keine ☐ nur gelegentlich ☐ häufig

z. B. ______________________________

____

Arbeitszufriedenheit:

☐ gering ☐ mäßig ☐ mittel ☐ gut ☐ sehr gut

Beschreiben Sie bitte Ihre Arbeitstätigkeit in Stichworten!

____

____

____

Abbildung 4: Fortsetzung

welchen Arbeitsbedingungen eine Leistung zu erbringen ist. Erfragt werden Informationen zu örtlich-zeitlichen Rahmenbedingungen des individuellen Arbeitsplatzes (Arbeitsraum, Arbeitszeit, Arbeitsweg) ebenso wie zu sozialen Aspekten (Einzel- vs. Teamarbeit, Art und Häufigkeit von Sozialkontakten). Auch die Nachfrage zu Konflikten am Arbeitsplatz und allgemeiner Arbeitszufriedenheit ist enthalten. Integriert sind ebenso Fragen zur Arbeitshaltung, zu besonderen körperlichen wie geistigen Anforderungen und zu besonderen Arbeitsbedingungen, wie sie indikationsunabhängig in Standardformularen der Deutschen Rentenversicherung enthalten sind.

Ergänzend werden die Patient:innen um eine schriftliche, stichwortartige Beschreibung ihrer Arbeitstätigkeit in eigenen Worten gebeten.

Über die Erhebung dieser arbeitsbezogenen Informationen hinaus wurde für den **P**rofilabgleich von **A**rbeitsplatzanforderungen und aktuellem **L**eistungsvermögen der Patient:innen der Fragebogen PAL (Claros-Salinas et al., 2012, Guthke et al., 2012; abrufbar unter www.dolores-claros-salinas.de) entwickelt.

PAL: Erfassung von Arbeitsinhalten aus neuropsychologischer Perspektive

Für eine differenzierte Erhebung inhaltlicher Aspekte der individuellen Arbeitstätigkeit zielt der PAL darauf ab, einzelne Arbeitsschritte bzw. Teiltätigkeiten im Hinblick auf ihre v. a. neuropsychologischen Anforderungen zu erfassen. Dazu werden zunächst die kognitiven Leistungsaspekte *Aufmerksamkeit*, *Gedächtnis*, *exekutive Funktionen*, *Sehen und visuell-räumliche Wahrnehmung*, *Sprache* (*mündliche* vs. *schriftsprachliche Kommunikation*) und *Zahlen* berufsorientiert operationalisiert (siehe exemplarisch Abbildung 5).

Frage nach Bestehen und Relevanz von Teiltätigkeiten

Für jedes Einzelitem werden die Patient:innen befragt, ob eine derartige berufliche Anforderung besteht und wie relevant diese für die Ausübung der Arbeitstätigkeit ist.

Subjektive Leistungseinschätzung

Weiter werden die Patient:innen um eine Einschätzung gebeten, inwieweit sie sich ausreichend leistungsfähig zur Bewältigung der jeweiligen beruflichen Teilleistung sehen. Diese Einschätzungen werden jeweils durch die Vorgabe einer 5-stufigen Skala (Bewertungsstufen: 0 nicht / 1 gering / 2 mittel / 3 ziemlich / 4 hoch), auf welcher der Grad der Relevanz bzw. der Leistungsbeeinträchtigung abzuschätzen ist, quantifiziert.

10 PAL- Bereiche

Der primär neurokognitiv ausgerichtete Erhebungsbogen berücksichtigt auch Bereiche *sensomotorischer Störungen*, unterschieden nach unterer und oberer Extremität, ebenso wie *arbeitsbezogenes Verhalten*. Mit zehn unterschiedlichen Bereichen (vgl. nachfolgende Übersicht zu Bereichen und Item-Distribution, Tabelle 1) und insgesamt 100 Items erlaubt der PAL die Vielfalt möglicher berufsbezogener Teilhabeeinschränkungen abzubilden.

Patient:in			Thera-peut:in
Aufmerksamkeit	**Rele-vanz***	**Leistungs-beeinträchtigung***	
Schnelles Reagieren auf optische Reize	1	2	3
Schnelles Reagieren auf akustische Reize	1	2	2
Arbeiten unter Tempobedingungen	4	3	3
Arbeitssorgfalt	4	2	2
Gezielter Aufmerksamkeitswechsel bei wechselnden Reizen	1	2	3
Beachten mehrerer Reizquellen (geteilte Aufmerksamkeit, Doppelaufgaben, Multitasking)	4	3	3
Aufrechterhalten der Aufmerksamkeit über einen längeren Zeitraum bei monotonen Tätigkeiten	1	2	3
Aufrechterhalten der Aufmerksamkeit über einen längeren Zeitraum bei anspruchsvollen Tätigkeiten	4	3	3
Gezieltes Konzentrieren (ohne sich ablenken zu lassen)	4	1	3
Gesamtbeurteilung	4	2	3
Gedächtnis	**Rele-vanz***	**Leistungs-beeinträchtigung***	
kurzfristiges Behalten von Informationen	3	1	1
längerfristiges Behalten von Informationen	3	3	2
Lernen neuer Informationen/neuen Fachwissens	3	3	2
Abruf von berufsspezifischem Wissen und Fertigkeiten	2	2	2
Erinnerung zukünftiger Vorhaben und Termine	2	3	2
Gesamtbeurteilung	3	3	2

* Bewertungsstufen: 0 = nicht, 1 = gering, 2 = mittel, 3 = ziemlich, 4 = hoch

Abbildung 5: PAL, Aufmerksamkeit und Gedächtnis, Bewertung beispielhaft

Tabelle 1: Profilabgleich von Arbeitsplatzanforderungen und aktuellem Leistungsvermögen (PAL; Claros-Salinas et al., 2012; Guthke et al., 2012)

PAL-Bereiche		*N*/Items
1	Arme/Hände	10
2	Beine/Gehen	10
3	Sehen	12
4	Sprache	18
5	Zahlen	8
6	Aufmerksamkeit	10
7	Gedächtnis	6
8	Exekutive Funktionen	15
9	Arbeitsverhalten/Antrieb/Motivation	10
10	Gesamtbeurteilung zur beruflichen Leistungsfähigkeit *(Skala 1–10)*	1
		100

Für die PAL-Bereiche 1–9 wird am Ende jedes Funktionsbereichs eine Gesamtbeurteilung erfragt, wiederum quantifizierbar anhand der fünfstufigen Skala.

PAL: Eigen- und Fremdeinschätzung

Um Patient:innen schon frühzeitig im Behandlungsverlauf ein systematisches Feedback ihrer subjektiven Leistungseinschätzung zu geben, wurde der Fragebogen partizipativ angelegt: Parallel zur Selbsteinschätzung tragen die behandelnden Therapeut:innen jeweils ihre Einschätzung der beruflichen Leistungsfähigkeit in den Teilbereichen ein. Bei Nicht-Übereinstimmung der Eigen- und Fremdbeurteilung eröffnet sich eine wesentliche therapeutische Ebene, bei der die partizipative Anpassung divergierender Leistungseinschätzungen das Ziel ist.

Wird der Fragebogen zu Beginn und am Ende der Rehabilitation eingesetzt, kann durch einen Vergleich der Werte subjektiver wie objektiver Leistungseinschätzung zusätzlich die Dynamik therapeutischer Prozesse beurteilt werden (für Verlaufsdaten und Fallbeispiel vgl. Claros-Salinas et al., 2012; 2016).

Faktorenstruktur PAL

In einer explorativen Faktorenanalyse wurde die Faktorenstruktur der PAL-Items geprüft (Claros-Salinas & Streibelt, 2016). Nachgewiesen wurde eine zweifaktorielle Struktur der 10 PAL-Bereiche (KMO: .889, erklärte Varianz: 66,3 %, Kommunalitäten: .50–.79). Der erste Faktor vereinte die Items zur kognitiven Leistungsfähigkeit und der zweite die Items zur motorischen Leistungsfähigkeit. Insgesamt wiesen die Ergebnisse auf eine gute Konstruktvalidität der PAL-Skalen hin.

4.3 Untersuchung kognitiver Ausdauer durch circadiane und belastungsabhängige Aufmerksamkeitsmessungen

4.3.1 Circadiane Aufmerksamkeitsmessung

Nach den Vorgaben der Deutschen Rentenversicherung ist im standardmäßigen Abschlussbericht jeder Rehabilitationsmaßnahme zu beurteilen, ob Rehabilitand:innen (1) weniger als drei Stunden, (2) zwischen drei und unter sechs Stunden oder (3) sechs Stunden oder mehr täglicher Arbeitszeitleistung zu erbringen vermögen. Dies ist für den bisherigen Arbeitsplatz, die zuletzt ausgeübte Tätigkeit bzw. für einen neuen Arbeitsplatz auf dem allgemeinen Arbeitsmarkt anzugeben.

Diurnale Abnahme kognitiver Leistungsfähigkeit

Diagnostisch erfordert eine derartige Einordnung, die arbeitsbezogene Belastbarkeit zu beurteilen. Da hirngeschädigte Patient:innen häufig über eine Abnahme ihrer kognitiven Leistungsfähigkeit im Tagesverlauf berichten (vgl. Kapitel 2.6.3), ist eine möglichst objektive Abklärung dieser Form von Belastbarkeitsminderung wichtig.

Fatigue und Fatigability

Um die mögliche Veränderung des kognitiven Leistungsvermögen, wie sie v. a. bei MS-Erkrankten mit dem Begriff der Fatigability gefasst wird (Kluger et al., 2013) zu messen, kann die Aufmerksamkeitsleistung von Patient:innen mehrfach zu unterschiedlichen Tageszeitpunkten geprüft werden (Claros-Salinas et al., 2010). Die wiederholte, über den Tag verteilte Untersuchung verschiedener Aufmerksamkeitsaspekte soll dabei im Falle des Nachlassens der Leistungsfähigkeit als Korrelat zu den von Patient:innen berichteten Phänomenen vorzeitiger Ermüdung, des allgemeinen Abbaus kognitiver Ausdauer gelten.

Fatigability-Messung durch wiederholte Aufmerksamkeitstestungen

Die computergestützten Messungen mit dem Testsystem TAP-M (Untertests Alertness, selektive Aufmerksamkeit, geteilte Aufmerksamkeit; Zimmermann & Fimm, 2005) werden dreimal täglich (morgens, mittags, nachmittags) an zwei aufeinanderfolgenden Tagen durchgeführt, so dass sich eine Datenbasis von sechs Messzeitpunkten ergibt.

Die Patient:innen werden zusätzlich um eine subjektive Einschätzung ihrer aktuellen geistigen Leistungsfähigkeit gebeten: An jedem der sechs Messzeitpunkte sollen sie auf einer visuellen Analog-Skala (1–10) angeben, wie geistig fit sie sich fühlen. Diese Einschätzung erfolgt dabei unabhängig von üblichen Skalen, die Fatigue-Symptome eher allgemein oder bezogen auf zurückliegende Zeiträume (etwa die letzten zwei Wochen) erheben (*trait*-Aspekt). Vielmehr soll die momentane subjektive Sicht möglicher Fatigue (*state*-Aspekt) im unmittelbaren Vergleich zu den Daten der Aufmerksamkeitstestung als objektiver Ausdauerprüfung erfasst werden.

Zwischen den Messungen sollen die Patient:innen berufsrelevanten kognitiven Belastungen ausgesetzt werden, soweit dies unter klinischen Bedingungen möglich ist. Varianten einer belastungsabhängigen circadianen Aufmerksamkeitsmessung werden im Abschnitt 4.3.2 vorgestellt.

Untersuchung zu circadianen Aufmerksamkeitsleistungen

Wie die Ergebnisse einer Studie (Claros-Salinas et al., 2010) zeigten, bei der circadiane Aufmerksamkeitsleistungen von berufstherapeutisch behandelten 22 MS- und 20 Schlaganfall-Patient:innen mit denjenigen von 76 hirngesunden Kontrollproband:innen verglichen wurden, verschlechterten sich die Leistungen der Patient:innen im Tagesverlauf, am deutlichsten im Untertest Alertness (siehe Tabelle 2). Dieser Rückgang entsprach den subjektiven Berichten der Patient:innen über zunehmende Fatigue während des Tages.

Die Kontrollgruppe berichtete ebenfalls zunehmende Müdigkeitserscheinungen, allerdings in geringerem Ausmaß. Leistungsverschlechterungen im Sinne sich erhöhender Reaktionszeiten hingegen zeigte die Kontrollgruppe nicht. Vielmehr waren Leistungsanstiege, v.a. bei komplexeren Aufmerksamkeitsanforderungen wie geteilter Aufmerksamkeit, zu messen, interpretiert als Übungseffekte.

Circadiane Aufmerksamkeitsmessung: Einzelfallempfehlungen

Für eine individuell auf Leistungskompensation und -adaptation ausgerichtete Berufstherapie (vgl. Kapitel 6.3) lassen sich aus den Ergebnissen wichtige Hinweise auf Anpassungen bei der beruflichen Wiedereingliederung ableiten:

Im Einzelfall kann ein Vergleich der subjektiv erlebten Fatigability und der Aufmerksamkeitswerte im Verlauf therapeutische Optionen eröffnen. Ergeben sich aus diesem Vergleich Diskrepanzen, ist, orientiert am realen Arbeitsplatz der Patient:innen, eine Analyse von Arbeitsinhalten, besonderen Belastungsbedingungen am Arbeitsplatz und deren individuellen Verarbeitungsweisen hilfreich, um Missverhältnisse zwischen subjektiver Belastbarkeit und objektiv gemessener Ausdauerleistung auszugleichen. Für Patient:innen, deren Alertness-Werte keinen Ausdauerabfall anzeigen, obgleich er subjektiv deutlich erlebt wird, wirkt der Hinweis auf die grundsätzlich erhaltene Leistungsfähigkeit oft als eine positive Bestärkung, die berufliche Wiedereingliederung doch erreichen zu können – etwa unterstützt durch die Erarbeitung eines bewussten Arbeitspausen-Management. Für diejenigen Patient:innen, die objektive Einschränkungen ihrer Leistungsfähigkeit subjektiv nicht angemessen wahrnehmen, kann eine therapeutische Unterstützung z.B. darin bestehen, in weiteren berufsorientierten Belastungssituationen Leistungsgrenzen erkennbar zu machen, um zugleich für deren Überwindung Möglichkeiten aufzuzeigen.

Für den häufigeren Fall, dass subjektive Einschätzung und objektive Ergebnisse einer circadianen Aufmerksamkeitsmessung im Wesentlichen übereinstimmen, können aus den tageszeitbezogenen Aufmerksamkeitswerten Empfehlungen für die nach Stunden bemessene Arbeitszeitleistung abgeleitet werden: Erhöhen sich die Reaktionszeiten bereits zu den Mittagszeitpunkten deutlich, und nimmt diese Leistungsverschlechterung bei den Nachmittagsmessungen weiter zu, kann dies ein Hinweis auf eine erhebliche Minderung der beruflichen Leistungsfähigkeit (unter drei Stunden täglicher Arbeitszeitleistung) sein. Zeigt sich hingegen erst bei den Nachmittagsmessungen eine deutliche Verschlechterung der Aufmerksamkeitsleistung, kann die Empfehlung sachgerecht sein, die tägliche Arbeitszeitleistung auf drei bis sechs Stunden zu beschränken. Allerdings können die Ergebnisse einer circadianen Aufmerksamkeitsmessung keinesfalls die einzige Basis derartiger Empfehlungen sein. Zu berücksichtigen ist stets das Gesamtbild der hirnschädigungsbedingten Leistungsminderungen sowie der arbeits(platz)bezogenen Kontextfaktoren (vgl. auch Kapitel 5.1).

4.3.2 Belastungsabhängige Aufmerksamkeitsmessung

Unabhängig von Phänomenen circadian sich verändernder kognitiver Belastbarkeit ist für die berufliche Wiedereingliederung neurologischer Patient:innen zu fragen, in welcher Weise sich punktuelle Belastungen, wie sie dem beruflichen Alltag häufig eigen sind, auf die Leistungsfähigkeit hirngeschädigter Menschen auswirken.

Auswirkung punktueller Belastung auf Leistungsfähigkeit

Berufliche Belastungssituationen, die geeignet sind, die kognitive Belastbarkeit von Patient:innen umfassend zu prüfen, sind unter klinischen Bedingungen nur begrenzt nachzustellen. Ein möglicher Zugang kann daher darin bestehen, klinisch weitgehend standardisierte Belastungsbedingungen zu nutzen und diese einer Ruhebedingung gegenüberzustellen. Untersucht wurde dieses Vorgehen bei 32 MS-Patient:innen (22 weiblich, Altersmittelwert 46,7 Jahre, Spanne 29–64 Jahre), die unter kognitiver Fatigue litten, sowie bei 20 hirngesunden Kontrollproband:innen (Claros-Salinas et al., 2013).

Belastungsabhängige Veränderung MS-bezogener, kognitiver Fatigue

Als kognitive Belastungsbedingung wurde eine 2,5-stündige neurokognitive Testbatterie gewählt, wie sie als neuropsychologische Basisdiagnostik klinisch standardmäßig eingesetzt wurde. Als eine körperliche Belastungsbedingung wurde zusätzlich ein Laufbandtraining durchgeführt, das bis zur körperlichen Erschöpfung belasten sollte. Als Ruhebedingung galt ein therapiefreier Vormittag am Wochenende.

Zur Erfassung der subjektiven Fatigue-Beschwerden wurden die Fatigue-Skala für Motorik und Kognition (FSMC, Penner et al., 2005) sowie das Würzburger Erschöpfungsinventar bei MS (Flachenecker et al., 2006) eingesetzt.

Um momentane Ausprägungen kognitiver Fatigue zu erfassen, wurden die Patient:innen gebeten, auf einer 10-stufigen Erschöpfungsskala denjenigen Wert anzukreuzen, der die Stärke ihrer geistigen Erschöpfung am besten beschrieb.

Fatigability als fatiguebezogene Performance-Veränderung

Für die Erhebung von Fatigability als der fatiguebezogenen Performance-Veränderung von Aufmerksamkeitswerten, wurden die Untertests Alertness, selektive Aufmerksamkeit (Go/No go) und geteilte Aufmerksamkeit der computergestützten Testbatterie TAP-M (Zimmermann & Fimm, 2005) verwendet.

Die Aufmerksamkeitsmessungen erfolgten an zwei unterschiedlichen Tagen morgens vor und mittags nach der kognitiven bzw. der körperlichen Belastung.

Kognitive Belastung vs. körperliche vs. Ruhebedingung

Die Aufmerksamkeitsmessungen unter der Ruhebedingung wurden tageszeitlich parallel zu den Messtagen mit Belastung durchgeführt.

Erhöhte Alertness-Reaktionszeiten durch kognitive und körperliche Belastung

Nach kognitiver wie körperlicher Belastung verschlechterten sich die Reaktionszeiten der Patient:innen im Untertest Alertness signifikant (siehe Tabelle 2), in den Untertests Go/No Go und Geteilte Aufmerksamkeit/auditive Stimuli tendenziell. Für die hirngesunde Kontrollgruppe waren keine Verschlechterungen der Reaktionszeiten beobachtbar.

Während der Ruhebedingung zeigte sich bei den Patient:innen eine tendenzielle Verbesserung von Aufmerksamkeitsleistungen, die allerdings nur beim Untertest Go/No Go das notwendige Signifikanzniveau erreichte.

Subjektive Einschätzung geistiger wie körperlicher Belastung

Subjektiv gaben die Patient:innen nach geistiger wie körperlicher Belastung eine signifikante Zunahme ihrer Erschöpfung an, wobei die durch geistige Belastung induzierte Fatigue tendenziell deutlicher ausfiel. Während der Ruhebedingung veränderte sich die Ausprägung der Fatigue-Symptomatik nicht.

Überblick: Alertness-Reaktionszeiten bei MS-Patient:innen und Hirngesunden

Tabelle 2 zeigt die Alertness-Leistung für beide Gruppen in verschiedenen Studien vor und nach unterschiedlichen Belastungsbedingungen. Dargestellt ist ein Überblick zu den durchschnittlichen Reaktionszeiten (ms) im Verlauf.

Tabelle 2: Alertness-Messungen in verschiedenen Studien zu kognitiver Fatigability

Studie	Alertness/ TAP-version	Belastungsart zwischen den Alertnessmessungen	Reaktionszeiten (M) / ms bei MS-Patient:innen (MS) und hirngesunden Kontrollproband:innen (K)					
			t1 morgens		t2 mittags		t3 nachmittags	
			MS	K	MS	K	MS	K
Claros-Salinas et al., 2010	TAP-M	Berufsorientierte Aufgaben, individuell	326.7[a]	240.6[a]	335.2[a]	245.1[a]	375.4[a]	242.9[a]
Claros-Salinas et al., 2013	TAP-M	Neuropsychologische Test-batterie	338.7	201	421.5	201.4	–	–
Claros-Salinas et al., 2013	TAP-M	Laufbandtraining	343.9	249	407.7	218.5	–	–
Neumann et al., 2014	TAP	Neuropsychologische Test-batterie	363.9	212	439.6	205.3	370.6[b]	197.7[b]
Menzel, 2015	TAP-M	Berufsorientierte Aufgaben, standardisiert, interner Bearbeitungsmodus[c]	321.5	234.6	465.3	251	–	–
Menzel, 2015	TAP-M	Berufsorientierte Aufgaben, standardisiert, externer Bearbeitungsmodus[c]	310.1	238.7	414.2	246.1	–	–

Anmerkungen: a: gemittelte Werte über 2 Tage; b: gemittelter Wert nach Erholungsphase von 1 Stunde; c: interner Bearbeitungsmodus: Proband:in entscheidet Bearbeitungsfolge frei/externer Bearbeitungsmodus: Bearbeitungsfolge von Untersucher:in vorgegeben

4.4 Berufsorientierte Belastungserprobung

Über die Aufmerksamkeitsprüfungen (siehe Kapitel 4.3) hinaus, die auf die Erhebung kognitiver Ausdauerleistung abzielen, kann der Berufsbezug durch interne wie externe Formen von Belastungserprobungen weiter differenziert werden.

4.4.1 Interne Belastungserprobung

Neurokognitive Belastungserprobung klinisch-intern vs. betrieblich-extern

Für eine klinisch-berufstherapeutische Belastungserprobung sollten kognitive Anforderungen mit möglichst allgemeiner beruflicher Relevanz konstruiert und durch Parallelformen (Version A vs. B) ein Leistungsvergleich im Zeitverlauf bzw. zu unterschiedlichen Zeitpunkten ermöglicht werden. Als Beispiel findet sich im nächsten Kasten ein Aufgabenset mit fünf verschiedenen Aufgabentypen mit numerischen, schriftsprachlichen und exekutiven Anforderungen, für das in Umfang und Schwierigkeitsgrad identische Parallelversionen vorliegen (abrufbar unter www.dolores-claros-salinas.de).

Neurokognitive berufsorientierte Belastungserprobung/Aufgabenstruktur

- **einfaches Kopfrechnen:** pro Version je 45 Aufgaben zu Addition, Subtraktion mit und ohne Zehnerwechsel und 90 Aufgaben zu Multiplikation und Division im Zahlenraum bis 100
- **Firmenverzeichnis sortieren:** alphabetische Sortierung von 75 Firmen nach Firmensitz (Version A) oder Firmenbranche (Version B)
- **Fehlersuche**
  - Text: Detektion von Rechtschreibfehlern in Texten im Umfang von ca. 1150 Wörtern zu den Themen „Glück" (Version A) und „Spiegelneurone" (Version B)
  - Listenabgleich: Fehlerdetektion beim Vergleich von Originalliste vs. Abschrift
- **Rechnung schreiben:** Rechnungserstellung, incl. Errechnung des Gesamtpreises, anhand einer Bestellliste mit 16 Posten und einer Preisliste unter Verwendung eines Taschenrechners
- **E-Mail-Postfach leeren:** Identifizierung von E-Mails ohne Werbe-Inhalt unter 100 E-Mails

Neurokognitive berufsorientierte Belastungserprobung: Konstruktionsprinzipien

Für die Aufgabenkonstruktion war unabhängig vom Aufgabentyp leitend, jeweils möglichst viele Einzelanforderungen zu stellen, die bei der Fehlerbewertung und dem Vergleich von Version A zu B entsprechend feinstufige Analysen erlauben. Ausgewertet werden Fehler und Leistung pro Zeit, indem eine Fehlerrate definiert wurde als die relative Anzahl an Fehlern, die bei einer festgelegten Menge von Objekten innerhalb einer Zeitspanne auftreten (Eberlin & Hock, 2014). Je größer die Anzahl der Fehler innerhalb einer benötigten Zeitspanne relativ zu der Anzahl überhaupt bearbeiteter Aufgaben, desto höher die Fehlerrate.

Erprobt wurde das Material zunächst in einer Pilotstudie an 21 MS-Patient:innen mit kognitiver Fatigue (76 % weiblich, Altersdurchschnitt 43 Jahre, Spanne 30–55 Jahre; mittlerer EDSS-Wert 3.9) sowie 11 hirngesunden Kontrollproband:innen (Menzel, 2015).

Die Hauptfrage dieser Studie war, ob unterschiedliche Bearbeitungsmodi das Ergebnis der Aufgabenbearbeitung beeinflussen. Im Bearbeitungsmodus *extern* waren die Aufgaben nach Vorgabe der Studienleiterin zu lösen: Die Reihenfolge der Aufgaben war definiert ebenso wie die Bearbeitungsdauer pro Aufgabe. Im *internen* Bearbeitungsmodus konnten die Proband:innen die Reihenfolge und Bearbeitungsdauer pro Aufgabe selbst bestimmen und beliebig zwischen den Aufgaben hin- und herwechseln.

Pilotstudie zu Belastungserprobungsmaterial: interner vs. externer Bearbeitungsmodus

Vor (t1) und nach (t2) der dreistündigen kognitiven Beanspruchung an zwei aufeinanderfolgenden Vormittagen wurden Reaktionszeiten (Testbatterie zur Aufmerksamkeitsprüfung, Untertests zu tonischer Alertness, selektiver und geteilter Aufmerksamkeit, Zimmermann & Fimm, 2005) gemessen und eine subjektive Einschätzung der kognitiven Leistungsfähigkeit (10-stufige Erschöpfungsskala) erfragt.

Für die MS-Stichprobe zeigte sich in beiden Bearbeitungsmodi ein signifikanter Anstieg der Reaktionszeiten von t1 zu t2 in den Untertests zur tonischen Alertness und selektiven Aufmerksamkeit sowie ein signifikanter Abfall des subjektiven kognitiven Leistungsvermögens. Ein Anstieg der Reaktionszeiten im Untertest Geteilte Aufmerksamkeit (t2) war im nur externen Bearbeitungsmodus zu beobachten.

In der Kontrollgruppe konnten keine signifikanten Veränderungen der Reaktionszeiten nachgewiesen werden.

In beiden Gruppen wurden keine signifikanten qualitativen Unterschiede zwischen den Bearbeitungsmodi gefunden. In beiden Stichproben zeigten sich keine Unterschiede für die Fehlerquoten im ersten Drittel sowie den insgesamt bearbeiteten Aufgaben zwischen externem und internem Bearbeitungsmodus. Die Kontrollproband:innen konnten jedoch im Bearbeitungsmodus *extern* insgesamt mehr Aufgaben lösen als MS-Patient:innen.

Kein qualitativer Unterschied zwischen internem vs. externem Bearbeitungsmodus

Die ursprüngliche Erwartung, dass der selbstbestimmte, interne Bearbeitungsmodus für die Patient:innen eine weniger belastende Arbeitsform sein könnte, wurde nur insofern gestützt, als im Untertest Geteilte Aufmerksamkeit (t2) keine signifikante Verlangsamung zu beobachten war. Die Ergebnisgüte aber zeigte sich insgesamt nicht durch die unterschiedlichen Bearbeitungsmodi beeinflusst.

Daher wurde das Vorgehen ohne weitere Berücksichtigung der Bearbeitungsmodi für den Einsatz im klinischen Alltag angepasst und standardisiert.

Für die (klinik)interne, sich über einen Tag ersteckende Belastungserprobung wird in der Regel die Vormittags- mit der Nachmittagsleistung (Version A vs. Version B) verglichen, wie es auch der häufigen klinischen Fragestellung nach Abnahme der Leistungsfähigkeit im Tagesverlauf entspricht. Bei Fragestellungen, die sich nicht auf eine mögliche circadiane Leistungsminderung richten, sondern etwa auf Fragen der Leistungskonstanz oder Leistungsverbesserung durch wiederholte Vorgabe kann der Vorgabezeitpunkt von Version A zu B variiert werden (z. B. an zwei aufeinanderfolgenden Vormittagen).

Belastungserprobung: Vergleich Vormittags- zu Nachmittagsleistung

Die Reihenfolge der Aufgaben wurde festgelegt, wobei die Aufgabentypen *einfaches Kopfrechnen* und *Fehlersuche* in einzelne Blöcke aufgeteilt vorgegeben wurden (siehe Abbildung 6).

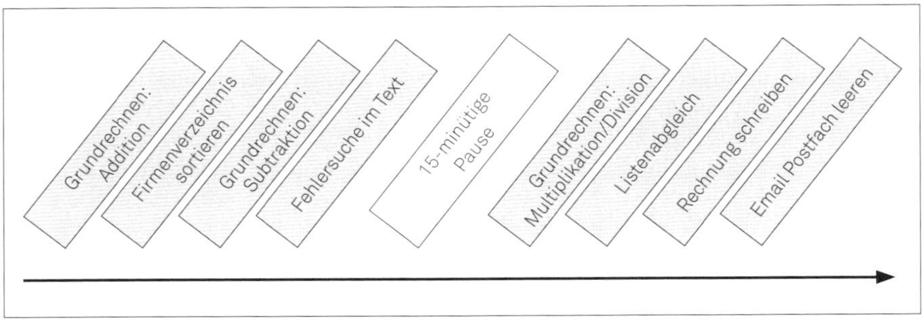

Abbildung 6: Neurokognitive berufsorientierte Belastungserprobung/Aufgabenabfolge

Für die Bearbeitung der Aufgaben erhalten die Rehabilitand:innen die mündliche wie schriftliche Anweisung, dass pro Aufgabe maximal 15 Minuten zur Verfügung stehen und jeweils die Uhrzeit bei Beginn und Ende auf einem Dokumentationsbogen eingetragen werden soll. Nach einer Stunde Bearbeitungszeit, in der die ersten vier Aufgabenblöcke zu erledigen sind, erfolgt eine 15-minütige Pause, auf deren Einhaltung die im Raum anwesende Therapeutin achtet.

Bearbeitungsinstruktion

Die Gesamtbearbeitungszeit für Version A und B beläuft sich somit auf zweimal zwei Stunden, durch Kombination mit circadianen Aufmerksamkeitsmessungen (siehe Kapitel 4.3.1), inklusive therapeutischer Instruktionen auf ca. drei Stunden pro Version. Die Unterbrechung zwischen Version A und B sollte dabei maximal 60 Minuten dauern, wie es auch in der Arbeitswelt gängigen Mittagspausen-Regelungen entspricht.

Erste Ergebnisse

Eine erste Auswertung (Claros-Salinas, Menzel & Dettmers, 2019) dieser sich über einen Tag erstreckenden, internen Belastungserprobung an 70 konsekutiv eingeschlossenen Patient:innen unterschiedlicher Ätiologie ergab nicht für jede der durchgeführten Aufgabengruppen einen überzufälligen Leistungsabfall (Tabelle 3). Lediglich bei zwei komplexeren Aufgabenbereichen (Firmenverzeichnis sortieren und E-Mail-Postfach leeren) zeigte der Vergleich der vormittäglichen Fehlerrate zu derjenigen am Nachmittag eine Leistungsverschlechterung auf Gruppenebene. Für sehr einfache Aufgabenstellungen aus dem rechnerischen Bereich (siehe Multiplikation) konnten sogar Verbesserungen in der Nachmittagsversion B beobachtet werden.

Kombiniert mit der internen Belastungserprobung waren morgens, mittags und nachmittags TAP-Alertnessmessungen durchgeführt worden, deren Ergebnisse auf eine über den Tag nahezu linear abnehmende kognitive Belastbarkeit auf Gruppenebene hinwiesen (Abbildung 7).

Circadiane Alertness-Messungen während Belastungserprobung

Dabei ergaben die Vergleiche der Gruppenmittelwerte von morgens zu mittags sowie von mittags zu nachmittags gleichermaßen signifikante Unterschiede (t-Test, verbundene Stichprobe, 2-seitige Signifikanzprüfung, $p<.001$), ähnlich den Verläufen bei vorangegangenen Studien (Claros-Salinas et al., 2010; 2013).

Tabelle 3: Interne Belastungserprobung – Vergleich von Vormittags- zu Nachmittagsleistung

	N (Aufgaben)	A (Fehlerrate*/ Median/ vormittags)	B (Fehlerrate*/ Median/ nachmittags)	Sig (2-seitig)
Addition	90	1,1	2,6	.244
Firmenverzeichnis sortieren	75	1,2	2,3	**.022**
Subtraktion	90	1,6	1,4	.954
Fehlersuche	115	15,1	15,1	.165
Multiplikation	45	4,9	2,7	**.014**
Division	45	0	1,6	.863
Listenabgleich	200/15	0,4	0,3	.633
Rechnung schreiben	80	0,9	0	.128
E-Mail-Postfach leeren	100/45	7,6	9,4	**.003**

Anmerkung: * Fehlerrate: Auswertung relativer Fehleranzahl bei definierter Itemmenge innerhalb einer Zeitspanne; *N* = 70; 49,2 % Frauen; Alter (Mw): 45,8 (± 9,5) Jahre; 21,7 % zerebrovaskuläre Erkrankungen; 49,3 % MS; 11,6 % SHT; 5,8 % Tumor; 1,6 % Sonstige; Dauer der Arbeitsunfähigkeit: 7,2 (± 12,03) Monate

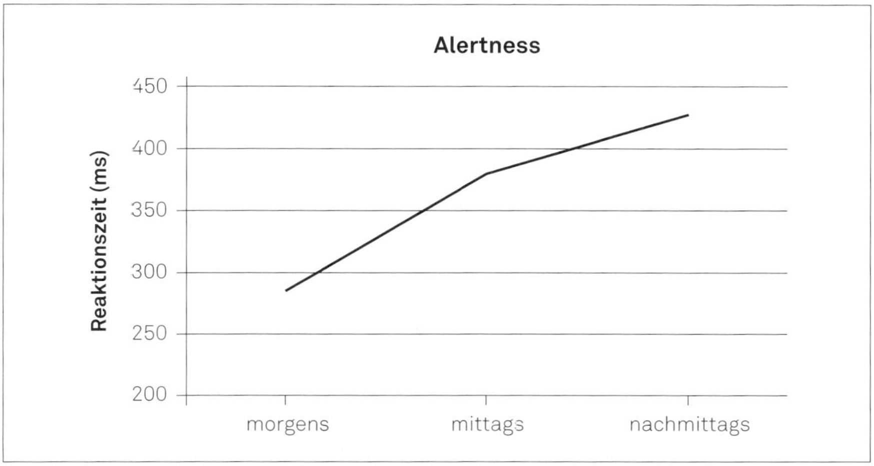

Abbildung 7: Interne Belastungserprobung – Alertness-Messungen

Der Vergleich von Vormittags- zu Nachmittagsleistung bei dieser Belastungserprobung zeigte damit unter klinischen Bedingungen zwar Fatigability-Phänomene, aber nicht durchgängig qualitative Leistungsverschlechterungen an. Vielmehr scheint ein Einfluss der Aufgabenkomplexität zu bestehen: Bei kognitiven Aufgabenstellungen mit höheren exekutiven Anforderungen waren höhere Fehlerraten bei Version B zu beobachten, bei numerisch basalen Anforderungen hingegen auch Leistungszuwächse, die als Übungseffekte zu werten sind.

Möglicher Einfluss von Aufgabenkomplexität

Die diagnostische Relevanz der internen Belastungserprobung ist für den Einzelfall durch systematischen Bezug auf die individuellen Leistungsanforderungen am Arbeitsplatz der Rehabilitand:innen und umfassende Berücksichtigung von Kontextfaktoren (vgl. Kapitel 5.1) abzusichern.

4.4.2 Externe Belastungserprobung

Begrenztheit klinikinterner Belastungserprobungen

Die beruflichen Belastungserprobungen, wie sie im therapeutischen Rahmen durchgeführt werden, können nicht in allen Fällen ausreichend an der Realität konkreter Arbeitsplätze orientiert sein. Vor allem bei Berufen mit hohen Anforderungen an sozial-kommunikatives Verhalten oder spezielle körperlich-motorische Fertigkeiten (z. B. Pflegeberufe) erlauben klinikinterne Belastungserprobungen nur annähernde und wenig konkrete Einschätzungen. Daher ist es hilfreich, sofern möglich, die Belastungserprobung unter realen Arbeitsbedingungen durchzuführen.

Auch bei Rehabilitand:innen, deren Sprachkenntnisse nicht ausreichen, um die klinisch vorgesehene neuropsychologische Diagnostik regulär zu absolvieren, können außerklinische, arbeitspraktische Belastungserprobungen zur Ermittlung eines individuellen Leistungsbildes, etwa als Grundlage für weiterführende Empfehlungen, entscheidend beitragen.

Für solche externen Maßnahmen kommen u. a. Berufsförderungswerke infrage, die in verschiedenen handwerklich-technischen wie kaufmännisch-verwaltenden Berufsfeldern Belastungserprobungen durchführen und dabei mit Einrichtungen neurologischer Rehabilitation kooperieren (vgl. Kulke & Schupp, 2006).

Externe Belastungserprobungen parallel zu Rehabilitationsbehandlung

Eine noch bessere Realitätsnähe wird erreicht, wenn es gelingt in der Kooperation mit kliniknahen Betrieben Rehabilitand:innen je nach ihren Leistungsmöglichkeiten und unter Berücksichtigung beruflicher (Vor-)erfahrung in Arbeitsprozessen probeweise einzusetzen. Durch diese unentgeltliche Mitarbeit in Betrieben können Patient:innen, die stationär oder ganztägig ambulant behandelt werden, außerhalb klinischer Bedingungen konkrete, möglichst längerfristige Erfahrungen (mehrwöchig, mindestens jedoch eine Woche) im beruflichen Tätigkeitsbereich sammeln. Durch die parallele berufstherapeutische Begleitung ist es möglich, Erfahrungen der Patient:innen und Erkenntnisse bezüglich ihrer Ausdauerleistung für den weiteren Rehabilitationsverlauf auszuwerten (z. B. für Vorschläge zu einer Wiedereinarbeitung im positiven Fall oder Beurteilungen zu einer nicht hinreichenden Erwerbsfähigkeit im negativen Fall).

Stärkung individueller Leistungsressourcen durch externe Belastungserprobungen

Therapeutisch steht bei externen Belastungserprobungen die Stärkung individueller Leistungsressourcen im Mittelpunkt, die durch die alltagsnahe Form der Erprobung und die Möglichkeit bewusst nicht therapeutischer Fremdbeurteilung durch die zeitweisen Arbeitskolleg:innen besonderen Wert gewinnt.

Eine zusätzliche Chance bieten derartige externe Belastungserprobungen denjenigen Patient:innen, die für den allgemeinen Arbeitsmarkt als arbeitsfähig eingeschätzt werden, aber zumindest zu Beginn nur unter erheblicher Mühe in der Lage wären, einen vollschichtigen Arbeitstag an einem neuen Arbeitsplatz durchzuhalten. Anders als bei Patient:innen, für die eine sozialrechtlich geregelte stufenweise Wiedereingliederung (vgl. Kapitel 7.1) an den bisherigen Arbeitsplatz vorgesehen ist, besteht die entsprechende Möglichkeit einer schrittweisen Arbeitsaufnahme an einen neuen Arbeitsplatz nicht – obgleich in diesem Fall die zusätzliche Belastung einer unbekannten Arbeitsumgebung mit noch ungewohnten Tätigkeiten, neuen Arbeitskolleg:innen etc. zu bewältigen ist.

Erprobung schrittweise erhöhter Belastung

Im Rahmen einer klinisch geführten externen Belastungserprobung ist jedoch eine zeitlich und inhaltlich gestufte Steigerung der Arbeitsbelastung, orientiert an der individuellen Leistungsfähigkeit, möglich. Das Steigerungspotential kann im Verlauf sorgfältig beobachtet werden, so dass Arbeitszeit und -anforderungen entsprechend flexibel eingerichtet werden können.

Indikation externer Belastungserprobungen

Indiziert sind externe Belastungserprobungen bei Patient:innen,
- bei denen eine Rückkehr in den Beruf aufgrund der medizinischen und neuropsychologischen Befunde grundsätzlich möglich erscheint (positive Erwerbsprognose),
- deren allgemeine Belastbarkeit unter klinischen (Erprobungs)bedingungen nicht übermäßig beeinträchtigt erscheint, jedoch nicht ausreichend beurteilbar ist,
- für die daher eine Erprobung beruflicher Fähigkeiten unter realistischeren, dem individuellen beruflichen Alltag besser entsprechenden Arbeitsbedingungen als unter Klinikbedingungen nachstellbar sinnvoll ist.

Berufstherapeutische Aufgabenstellungen

Die therapeutischen Aufgabenstellungen bei der Einrichtung und Begleitung einer externen Belastungserprobung umfassen:
- Akquise geeigneter kliniknaher Betriebe/Institutionen
- Vorbereitung der Patient:innen
- Einleitung der Maßnahme durch persönliche Abstimmung mit dem jeweiligen Erprobungsbetrieb, wobei
  - über Leistungsmöglichkeiten und -grenzen informiert wird,
  - Vorschläge zu inhaltlich sinnvollen Arbeitsaufgaben gemacht werden,
  - Empfehlungen zur zeitlichen Belastung (z. B. auch zu Pausenregelungen) gegeben werden,
  - die regelmäßige Rücksprache geregelt wird, um Beobachtungen von Mitarbeiter:innen zu Arbeits- und Sozialverhalten, Qualität der Arbeitsleistung, Arbeitstempo und Ausdauer der Patient:innen zu erfassen.
- Betreuung der Patient:innen während der Maßnahme, u. a. Anleitung zu täglicher Dokumentation (Abbildung 8; siehe Einsteckkarte) und Besprechung der Tagesprotokolle mit Hinweisen zu möglichen Verhaltensanpassungen, Kompensation etc.
- Evaluation der Maßnahme gemeinsam mit Ansprechpartner:innen des Erprobungsbetriebs in einem persönlichen Gespräch und durch Daten des Evaluationsbogens (siehe Abbildung 9)
- abschließende Berichterstellung zu Verlauf und Ergebnis der Maßnahme

Name: ______________________________ **Datum:** ______________

Tagesprotokoll/Externe Belastungserprobung

bei ________________________________

Tägliche Arbeitszeit von: ______________ **bis:** ______________

Arbeitsinhalte

☐ **gleichbleibend** ☐ **Besonderheiten:** ______________________________

____

Eigene Leistungsbeurteilung

Allgemeine Belastung

Sehr gering	gering	mittel	hoch	sehr hoch

Belastung durch Schmerzen/sprachliche/motorische/Gedächtnis-/Aufmerksamkeits-Anforderungen*

Sehr gering	gering	mittel	hoch	sehr hoch

Besonderheiten im Tagesablauf

____

____

____

* Besondere Belastung je nach individuellem Beeinträchtigungsschwerpunkt d. Pat. zu modifizieren/Auswahl vornehmen

Abbildung 8: Externe Belastungserprobung/tägliche Dokumentation des Rehabilitanden

Externe Belastungserprobung/Arbeitgeber-Befragung

Sie haben in Ihrem Betrieb Herrn/Frau ______________________________

zu einer externen Belastungserprobung aufgenommen. Abschließend möchten wir Sie um eine kurze Leistungseinschätzung bitten. Bitte beurteilen Sie durch Markieren der Bewertungsstufen oder auch zusätzlich durch freie Kommentare:

A berufliches Fachwissen

Sehr gering	gering	mittel	hoch	sehr hoch

B Arbeitsqualität (Sorgfalt, Güte der Ausführung, Fehler o. ä.)

Sehr gering	gering	mittel	hoch	sehr hoch

C Arbeitstempo (Geschwindigkeit der Ausführung, Leistung pro Zeit o. ä.)

Sehr gering	gering	mittel	hoch	sehr hoch

D Ausdauer (Durchhaltevermögen, Aufmerksamkeit o. ä.)

Sehr gering	gering	mittel	hoch	sehr hoch

E Arbeitsverhalten (Motivation, Fähigkeit, sich auf neue Situation, unbekannte Kollegen einzustellen o. ä.)

Sehr gering	gering	mittel	hoch	sehr hoch

F Berufliche Wiedereingliederungschancen (mittelfristig)

Sehr gering	gering	mittel	hoch	sehr hoch

Wir bedanken uns herzlich für Ihre Mitwirkung und Unterstützung!

Abbildung 9: Externe Belastungserprobung/Evaluation Arbeitgeber

Externe Belastungserprobung am bisherigen Arbeitsplatz

Bei besonderen Bedingungen, z.B. räumliche Nähe zum Arbeitsplatz bei gleichzeitigem Erfordernis täglicher therapeutischer Betreuung, kann auch eine Belastungserprobung am bisherigen Arbeitsplatz indiziert sein.

Bei dieser Form der externen Belastungserprobung ist sorgfältig abzuklären,

- ob der Zeitpunkt einer solchen Maßnahme die weitere berufliche Wiedereingliederung tatsächlich günstig beeinflusst,
- inwieweit Rehabilitand:innen, die noch nicht arbeitsfähig sind und häufig unter mehreren Funktionsdefiziten leiden, dennoch gegenüber Arbeitgeber oder Kolleg:innen bereits ausreichend günstige berufliche Ressourcen zeigen und
- schon zu einem frühen Zeitpunkt ihre Arbeitsmotivation unter Beweis stellen können.

Im ungünstigen Fall kann der Eindruck von noch nicht ausreichender Leistungsfähigkeit zu pessimistischen Perspektiven bei Vorgesetzten oder Kolleg:innen führen, die selbst bei Steigerung der beruflichen Leistung Zweifel an einer beruflichen Wiedereinsetzbarkeit kaum aufzulösen vermögen.

Bei günstigem Verlauf kann eine therapeutisch begleitete externe Belastungserprobung am bisherigen Arbeitsplatz andere Maßnahmen wie die stufenweise Wiedereingliederung, die sonst erst im Anschluss an die medizinische Rehabilitation erfolgen, ersetzen oder deutlich verkürzen.

5 Rahmenbedingungen neuropsychologischer Berufstherapie

Berufsorientierte Interventionen innerhalb einer neuropsychologischen Rehabilitation müssen eine besonders breite Perspektive einnehmen, um die Vielzahl möglicher Einflussfaktoren auf die berufliche Teilhabe ebenso wie externe Anforderungen im Überblick zu behalten. Im Folgenden werden zwei Modelle vorgestellt, die sich bewährt haben, um diesen komplexen Rehabilitationsprozess angemessen und nachvollziehbar für die Beteiligten, die Rehabilitand:innen, das multidisziplinäre Rehabilitationsteam und die unterschiedlichen Leistungsträger darzustellen: Zum einen das Begriffssystem der Internationalen Klassifikation der Funktionsfähigkeit, Behinderung und Gesundheit (ICF) (Kapitel 5.1), zum anderen das MBOR-Modell, der von Leistungsträgerseite geforderten und entsprechend profilierten Rehabilitationsausrichtung als medizinisch-beruflich (Kapitel 5.2).

5.1 Internationale Klassifikation der Funktionsfähigkeit, Behinderung und Gesundheit (ICF)

Die Internationale Klassifikation der Funktionsfähigkeit, Behinderung und Gesundheit (ICF) wurde eingeführt, um funktionale Probleme infolge von Krankheiten in einem einheitlichen Begriffssystem erfassen und Maßnahmen zur Verminderung oder Beseitigung derartiger Probleme beschreiben zu können.

ICF in der berufsorientierten Neurorehabilitation

Gerade für den Bereich der berufsorientierten Neurorehabilitation wird die Ausrichtung am international anerkannten ICF-System empfohlen (Khan et al., 2009; Saltychev, Eskola, Tenovuo & Laimi, 2013), um die Vergleichbarkeit von Studienergebnissen zu ermöglichen.

ICF (vgl. für einen Überblick Bundesarbeitsgemeinschaft für Rehabilitation (BAR), ICF-Leitfaden 4, 2016 sowie Rentsch & Bucher, 2005) unterscheidet in einem ganzheitlichen bio-psycho-sozialen Ansatz Ebenen der Körperfunktionen und -strukturen, Aktivität und Partizipation sowie umwelt- und personenbezogene Kontextfaktoren. Die Struktur der ICF kann als zweiteilig (Funktionsfähigkeit/Behinderung und Kontextfaktoren) mit jeweils zwei Komponenten beschrieben werden (Abbildung 10, nach BAR ICF-Leitfaden 4, 2016, S. 12). Die Komponenten *Körperfunktionen und -strukturen*, *Aktivität und Partizipation* und *Umweltfaktoren* gliedern sich weiter in Kapitel oder Domänen, die wiederum auf bis zu vier hierarchischen Gliederungsebenen einzelne Items mit alphanumerischer Kennzeichnung enthalten. Die Kontextfaktorenkomponente *personbezogene Faktoren* wurde bislang noch nicht systematisch klassifiziert.

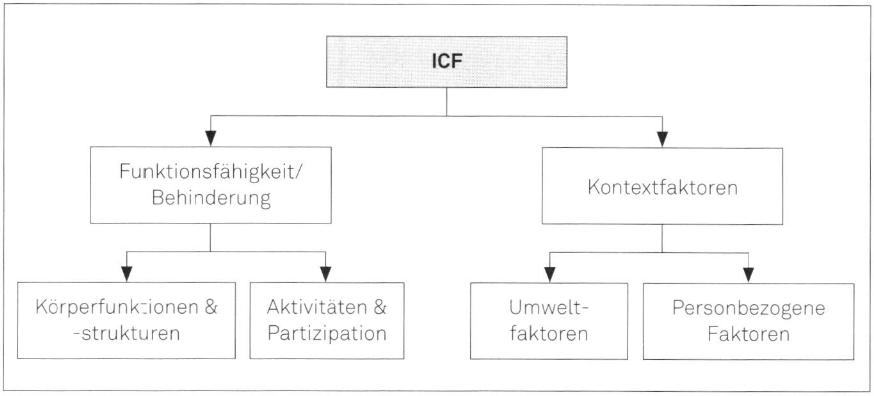

Abbildung 10: International Classification of Functioning, Disability and Health (ICF)

ICF-Ebenen Partizipation und Kontextfaktoren wesentlich

Während die ICF-Vollversion im Behandlungsalltag eher nicht zur Anwendung kommt, ist die durch die ICF eröffnete Möglichkeit, über neuropsychologische Diagnostik und Therapie hinaus, die Ebene der Partizipation und vielfältige Kontextfaktoren systematisch berücksichtigen zu können, gerade für die berufsorientierte Neurorehabilitation bereichernd.

Maßnahmen einer berufsorientierten Neurorehabilitation zielen v.a. auf die Ebene der Partizipation, womit das Einbezogensein in eine Lebenssituation, beispielsweise das Familienleben oder die Berufs- und Arbeitswelt bezeichnet wird. Erwähnung finden Arbeit und Beschäftigung in einem der neun Bereiche, die Aktivitäten und Partizipation gemeinsam definieren:

Kapitel d8, Bedeutende Lebensbereiche,

Erziehung/Bildung (d810–d839)
Arbeit und Beschäftigung d840–d859
d840 Vorbereitung auf Erwerbstätigkeit
d845 Eine Arbeit erhalten, behalten und beenden;
d850 Bezahlte Tätigkeit
d855 Unbezahlte Tätigkeit ...
wirtschaftliches Leben, (d860–d879)

Die Domänenebene „Arbeit und Beschäftigung" (d840-d859) führt eher allgemeine Items auf, die den komplexen Prozess beruflicher Wiedereingliederung etwa nach Schlaganfall oder Erhalt der Arbeitsfähigkeit trotz MS nur ansatzweise beschreiben. Die in der ICF-Klassifikation kodierbaren Umweltfaktoren sind hinsichtlich des Bezugs auf Arbeit und Beruf eher technologisch orientiert, vgl. z.B. „e135 Produkte und Technologien für die Erwerbstätigkeit, zur Ermöglichung der Arbeitsaktivitäten im Rahmen der Erwerbstätigkeit benutzte Ausrüstungsgegenstände, Produkte und Technologien inkl. allgemeine und Hilfsprodukte und unterstützende Technologien für die Erwerbstätigkeit" (REHADAT ICF-Lotse).

Therapeutisch hilfreich: Praxisbeispiele, vgl. REHADAT ICF-Lotse

Instruktiv und auch für therapeutische Zwecke wertvolle Hilfen sind im Portal „REHADAT ICF-Lotse" aufgeführte Praxisbeispiele (Institut der deutschen Wirtschaft Köln e.V., 2018; www.rehadat-icf.de). Beispielsweise betreffen von den unter e135 aufgeführten über 700 Fallbeispielen zum Einsatz von Hilfsmitteln bzw. Arbeitsplatzumgestaltung rund 50 Darstellungen neurologische Krankheitsbilder wie Multiple Sklerose, Ataxie oder Epilepsie. An Einzelfällen, die so unterschiedliche Berufsbilder wie z.B. Bäcker, Lehrerin oder Produktionshelfer betreffen, werden Informationen zu Arbeitgeber, Arbeitsplatz, Arbeitsumgebung, oft in Gegenüberstellung von Ist- und Sollzustand, ebenso wie zu Behinderung und Funktionseinschränkung, Ausbildung und Beruf des Betroffenen zusammengestellt. Für Hilfsmittel, welche die Erwerbssituation verbessern konnten, werden konkret Produktbezeichnungen und fördernde Institutionen genannt.

Zu der in Rehabilitationsverfahren geforderten Beurteilung, inwieweit Rehabilitand:innen weniger als drei Stunden, zwischen drei und sechs Stunden oder mehr als sechs Stunden pro Arbeitstag leistungsfähig sind, steuern zahlreiche Größen bei, die in ihrer Gewichtung jeweils individuell zu bewerten sind, z.B. die motorische wie kognitive Leistungsfähigkeit, die individuelle Motivation, die psychische Stabilität.

Orientierung an individuellen Kontextfaktoren

Mit der zunehmend stärkeren Berücksichtigung funktionsbezogener Gesundheits- und Rehabilitationskonzepte wie ICF tragen aber auch Kontextfaktoren, die weiter gefasst sind als technologische Hilfsmittel, zur Erfassung beruflicher Belastbarkeit bei. Nach Auffassung von Leistungsträgern ist sogar eine durchgängige Orientierung der rehabilitativen Interventionen an den realen Kontextbedingungen im Erwerbsleben der Rehabilitand:innen notwendig. Kontextfaktoren, die deren individuellen Lebenshintergrund beschreiben, können dabei grundsätzlich als person- oder umweltbezogene Barrieren bzw. Förderfaktoren gefasst werden. So sind etwa die langjährige Betriebszugehörigkeit oder die durch kontinuierliche Fort- und Weiterbildung gekennzeichnete Arbeitsbiografie als personbezogene Förderfaktoren zu nennen. Hingegen müssen räumliche Verhältnisse am Arbeitsplatz wie der fehlende Fahrstuhl oder das schon vor Erkrankung ungünstige Arbeitsklima als umweltbezogene Barrieren berücksichtigt werden.

Tabelle 4 stellt in Anlehnung an die ICF-Systematik Kontextfaktoren zusammen, die bei der Vorbereitung der beruflichen Wiedereingliederung relevant sein können und deren systematische Erfassung das im Einzelfall oft komplexe Bild möglicher Einflussfaktoren klären hilft (vgl. Vorform: Claros-Salinas et al., 2012).

Wesentlich ist dabei auch die Unterscheidung zwischen Leistung und Leistungsfähigkeit. Leistungsfähigkeit wird in einer Untersuchungssituation unter möglichst gleichbleibenden idealen Umgebungsbedingungen ermittelt und gibt Hinweise, wie ein Rehabilitand sich unter diesen besonderen Bedingungen verhalten kann. Nur durch die Berücksichtigung der vielfältigen fördernden wie behindernden Kontextbedingungen, person- wie umweltbezogen, kann eine Prognose für die im beruflichen Alltag realistisch zu erwartende Leistung gestellt werden.

Tabelle 4: Beispiele für berufsrelevante Kontextfaktoren

	Förderfaktoren	**Barrieren**
personbezogen	Allgemeine Arbeitszufriedenheit Hohe (intrinsische) Arbeitsmotivation Langjährige Betriebszugehörigkeit Kontinuierliche Arbeitsbiografie (z. B. auch hinsichtlich Fort- und Weiterbildung) Zusammenarbeit mit Kolleg:innen/ Teamintegration als gut erlebt Verhältnis zu Vorgesetzten gut/auch nach Erkrankung In Familienbetrieb mit besonderen Unterstützungsressourcen tätig Bereitschaft zu beruflichem Positionswechsel, Anpassung von Arbeitsaufgaben, für die Wiedereinarbeitungsphase bzw. auch mittelfristig	Mangelnde Arbeitszufriedenheit Fragliche Arbeitsmotivation (oft in Zusammenhang mit Ängsten und Befürchtungen wegen krankheitsbedingt geringerer Leistungsfähigkeit) Erst kurze Betriebszugehörigkeit/ Probezeit Arbeitsbiografie durch häufige Stellenwechsel gekennzeichnet Einzelarbeitsplatz ohne Möglichkeit täglichen Austauschs Häufige Anforderung an (längere) Dienstreisen Integration in Arbeitsteam als unbefriedigend erlebt Verhältnis zu Vorgesetzten eher belastet Berufliche Position schon vor Erkrankung als unsicher/belastend erlebt (z. B. aufgrund nicht ausreichender Qualifizierung)

Tabelle 4: Fortsetzung

	Förderfaktoren	Barrieren
umwelt-bezogen	Arbeitsweg gut zu bewältigen (Fußweg, öffentliche Verkehrsmittellage günstig, Mitfahrgelegenheit) Mobilitätssituation am Arbeitsplatz behindertengerecht (Sonderparkplätze, Treppenlift, Fahrstuhl, Behinderten-Toiletten) Einzelbüro (zumindest zeitweise verfügbar) Home-Office technisch und betrieblich möglich Flexible Pausenregelung betrieblich möglich Bereitschaft von Kolleg:in/Mitarbeiter:in zu Assistenz bei Wiedereinarbeitung gegeben	Lange Anfahrt (> 45 Min.) zum Arbeitsplatz Arbeitsweg nicht mit öffentlichen Verkehrsmitteln zu bewältigen Mobilität am Arbeitsplatz schwierig (Treppensteigen notwendig, kein Fahrstuhl) Großraumbüro ohne Sicht-/Lärmschutz Einsatz kompensatorischer Mittel (z. B. Diktiergerät, PC-Spracheingabe) erschwert bei dauerndem Kundenkontakt Keine/nur begrenzte Möglichkeiten der Aufgabendelegation (z. B. Umleiten von Telefonanrufen)

5.2 Medizinisch-beruflich orientierte Rehabilitation (MBOR)

Um den Berufs- bzw. Arbeitsplatzbezug stärker als bei herkömmlicher medizinischer Rehabilitation in den Mittelpunkt des Rehabilitationsgeschehens zu rücken, hat die Deutsche Rentenversicherung (DRV) ein Anforderungsprofil für die Medizinisch-beruflich orientierte Rehabilitation (MBOR) formuliert (Streibelt & Buschmann-Steinhage, 2011). MBOR wird als Weiterentwicklung des gängigen Rehabilitations-Angebots gesehen, wobei der Schwerpunkt explizit auf gesundheitsassoziierten beruflichen Problemlagen und dem konkreten oder angestrebten Arbeitsplatz liegt. Der gesamte Behandlungsprozess soll durchgängig durch den Bezug auf einen konkreten Arbeitsplatz geprägt sein.

Vielfache Anregungen für MBOR-Konzepte und deren praktische Umsetzung in unterschiedlichen Rehabilitationseinrichtungen sind in einem von der DRV herausgegebenen Praxishandbuch (Löffler, Gerlich, Lukasczik, Vogel & Neuderth, 2012) enthalten, das auch eine Homepage (www.medizinisch-berufliche-orientierung.de) als Informationsplattform zu beruflich orientierten Maßnahmen in der medizinischen Rehabilitation einschließt.

5.2.1 MBOR-Steuerungskonzept

MBOR fokussiert auf Personen mit besonderen beruflichen Problemlagen (BBPL), also mit einer deutlichen Diskrepanz zwischen gemindertem Leistungsvermögen und den Arbeitsanforderungen im bisherigen Berufsfeld.

In der Neurologie, so die DRV-Einschätzung, weisen annähernd 50 % der Versicherten besondere berufliche Problemlagen auf.

Besondere berufliche Problemlagen bei neurologischen Patient:innen

Um den grundsätzlichen MBOR-Bedarf, das Vorliegen einer besonderen beruflichen Problemlage zu ermitteln, liegt nach der Validierung des SIMBO-C für neurologische Patient:innen ein geeignetes Screening-Instrument vor (vgl. Kapitel 4.1).

Allerdings ist über die bloße Anzeige des Bedarfs hinaus für die gezielte MBOR-Behandlung die Abfolge der einzelnen Behandlungsschritte zu klären sowie deren inhaltliches Ziel, Therapieschwerpunkt und -intensität.

Für neurologische Patient:innen mit persistierenden Funktionsdefiziten ist von längeren Arbeitsunfähigkeitszeiten und oft längerfristig pessimistischen subjektiven Einschätzungen hinsichtlich beruflicher Wiedereingliederung auszugehen.

Mehrstufiges MBOR-Steuerungskonzept

Dennoch kann die mittel- bis langfristige berufliche Prognose positiv sein. Um diese Besonderheit zeitlich längerer Remissionsphasen angemessen einzubeziehen, wird ein mehrstufiges MBOR-Steuerungskonzept für den neurologischen Indikationsbereich, insbesondere für berufstherapeutische Ressourcen vorgeschlagen (Claros-Salinas et al., 2012; Abbildung 11).

Dauer der Arbeitsunfähigkeit/Verfügbarkeit eines Arbeitsplatzes

Als erster Steuerungspunkt wird die Zeit nach Ereignis bzw. Dauer der Arbeitsunfähigkeit von sechs Monaten angesetzt. Für Betroffene, deren Arbeitsunfähigkeit weniger als sechs Monate besteht, deren berufliche Rehabilitation grundsätzlich möglich erscheint und deren Arbeitsplatz weiterhin besteht, wird berufstherapeutisch ein detaillierter Profilvergleich von Arbeitsplatzanforderungen und aktuellem Leistungsvermögen erstellt (vgl. PAL, Kapitel 4.2). Patient:innen derselben frühen Phase ohne Arbeitsplatz erhalten ein Bewerbungstraining.

Für alle Patient:innen, die bereits länger als ein halbes Jahr arbeitsunfähig sind, ist genau zu klären, worin ihre besondere berufliche Problemlage besteht. Für diejenigen Patient:innen, die älter als 60 Jahre sind, wird dies im Einzelfall unter Einbeziehung der individuellen Kontextfaktoren zu prüfen sein.

Für die Subgruppe derjenigen, die jünger als 60 Jahre sind und nicht (mehr) über einen Arbeitsplatz verfügen, besteht eine besondere berufliche Problemlage, die eine Belastungserprobung erfordert, wie sie in den DRV-Anforderungsprofilen beschrieben ist (vgl. Kapitel 5.2.2).

Die Subgruppe gleichen Alters mit noch bestehendem Arbeitsplatz wird nochmals differenziert: Für alle diejenigen Patient:innen, deren stufenweise Wiedereingliederung scheiterte oder deren Verlauf ungünstig ist, ist eine besondere berufliche Problemlage mit hohem Risiko, den bisherigen Arbeitsplatz nicht mehr einnehmen zu können, anzunehmen. Diese Patient:innen erhalten eine individuelle, arbeitsplatzbezogene Berufstherapie. Diese wird ebenso für diejenigen Patient:innen vorgeschlagen, für die bei grundsätzlich positiver Eingliederungsprognose, aufgrund ärztlicher Einschätzung und diagnostischer Ergebnisse aller beteiligten Funktionstherapien ein berufsorientierter Behandlungsbedarf zu erkennen ist.

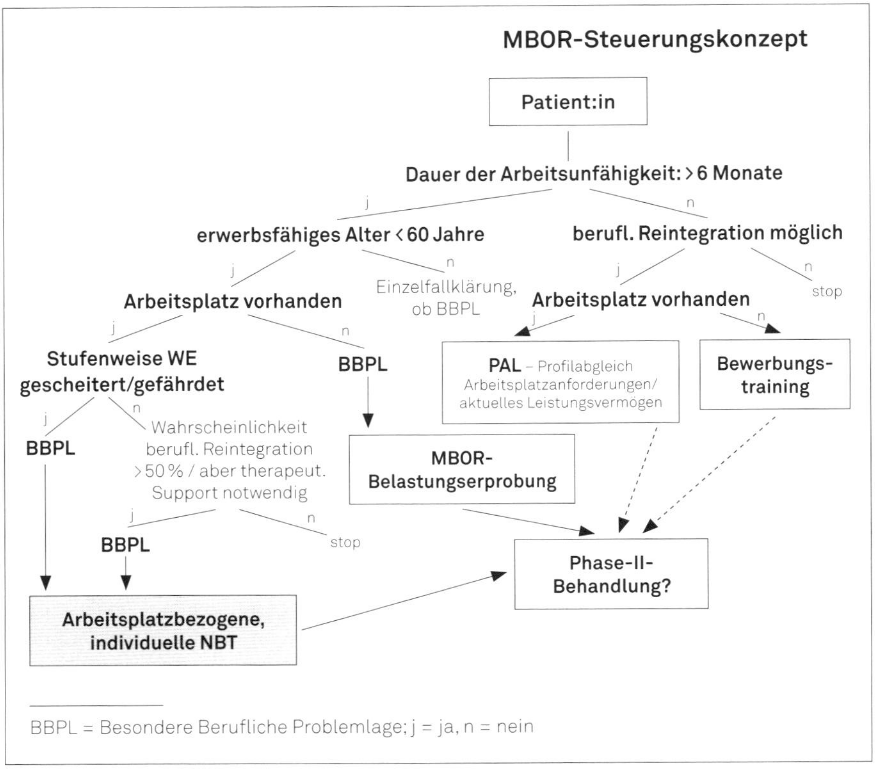

Abbildung 11: MBOR-Steuerungskonzept für Rehabilitand:innen/Neuropsychologische Berufstherapie (NBT)

Die Therapieziele dieser beiden Subgruppen sind individuell anzupassen und beinhalten etwa die Fortsetzung eines Arbeitsversuchs, die Einleitung einer stufenweisen Wiedereingliederung oder innerbetrieblichen Umsetzung und im günstigsten Fall die unmittelbare Wiederaufnahme der bisherigen Tätigkeit.

Bei allen Patient:innen ist durch das medizinisch-therapeutische Gesamtteam zu prüfen, ob aufgrund besonderer Ressourcen oder spezieller Kontextfaktoren eine noch intensivere berufsorientierte Behandlung als Phase-II-Maßnahme in einer spezialisierten Einrichtung medizinisch-beruflicher Rehabilitation (vgl. www.mbreha.de) indiziert ist.

Evaluation des MBOR-Steuerungsalgorithmus

Um für mögliche Konzept- und Ressourcen-Anpassungen Hinweise auf die Fallgrößen an jedem Verzweigungspunkt zu erhalten, wurden für wesentliche Entscheidungskategorien dieses Steuerungsalgorithmus Daten erhoben (Claros-Salinas, Koch & Greitemann, 2014; Claros-Salinas, Menzel & Streibelt, 2016). Retrospektiv wurden dem MBOR-Entscheidungsbaum konsekutiv behandelte Berufstherapie-Fälle zugeordnet (Abbildung 12). Für die sich ergebenden Subgruppen A bis D konnte fast die Hälfte der Fälle der Subgruppe A (Arbeitsunfähigkeitsdauer > sechs Monate, jünger als 60 Jahre, Arbeitsplatz vorhanden) zugeordnet werden – entsprechend der

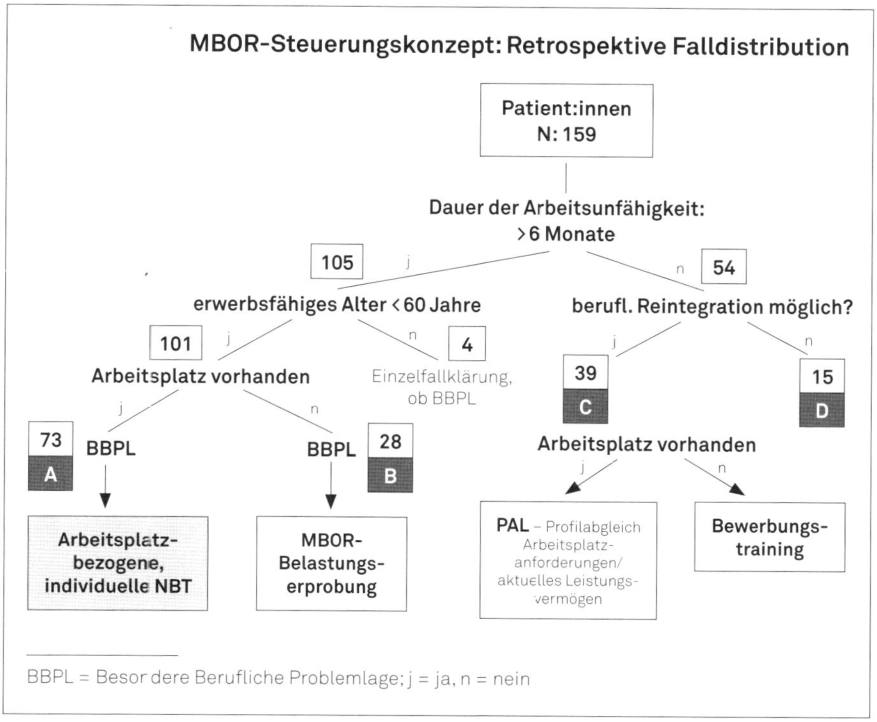

Abbildung 12: MBOR-Steuerungsalgorithmus: Retrospektive Fall-Distribution

hohen Behandlungsnotwendigkeit (Arbeitsunfähigkeitsdauer) und günstigen Prognose (Alter, Arbeitsplatzverfügbarkeit). Insgesamt erwies sich der MBOR-Steuerungsalgorithmus als geeignet, Patient:innen spezifischen, berufsorientierten Behandlungspfaden zuzusteuern und eine den individuellen Erfordernissen angepasste Therapie zu sichern.

5.2.2 MBOR-Stufen

Das von der Deutschen Rentenversicherung formulierte Anforderungsprofil (2019) zur Durchführung der Medizinisch-beruflich orientierten Rehabilitation (MBOR) unterscheidet:

MBOR-Stufen A, B und C

- MBOR-Basisangebote, Stufe A, für 100 % aller Rehabilitanden
- MBOR-Kernangebote, Stufe B
- spezifische MBOR-Angebote, Stufe C.

MBOR-Angebote der Stufe B und C richten sich, je nach Interventionsart, an 25 % bis 100 % derjenigen Rehabilitand:innen, die eine besondere berufliche Problemlage (BBPL) aufweisen.

Stufe A: Für alle Rehabilitand:innen ist diagnostisch zu klären, ob eine besondere berufliche Problemlage (BBPL) vorliegt (Screening-Instrument SIMBO-C, vgl. **4.1**)

Stufe A: Basisangebote

Unabhängig vom möglichen Vorliegen einer BBPL soll das MBOR-Basisangebot der Stufe A sozialrechtliche Informationen zu berufsbezogenen Themen wie Erhalt des Arbeitsplatzes, stufenweise Wiedereingliederung oder Leistungen zur Teilhabe am Arbeitsleben umfassen. Ebenfalls als Basis-Angebote für alle Rehabilitand:innen zählen Gruppenangebote zu Stressbewältigung und Entspannung.

Stufe B: Kernangebote

Stufe B: Denjenigen Rehabilitand:innen, bei denen eine BBPL vorliegt, werden über die beruflich orientierten Basisangebote hinausgehende MBOR-Kernangebote gemacht, um berufsbezogene funktionale und/oder psychosoziale Beeinträchtigungen wirksam zu behandeln. Die Therapie funktionaler Beeinträchtigungen erfolgt nach einer beruflich-anforderungsorientierten Diagnostik v.a. als sogenanntes Arbeitsplatz-Training, das zunächst als ein Training arbeitsplatzrelevanter, komplexer Bewegungsabläufe (z.B. Heben, Tragen, Schieben, vorgeneigtes Stehen) beschrieben wurde.

Stufe B: Arbeitsplatztraining

Diese Orientierung an Bewegungseinschränkungen belegt den ursprünglichen Fokus auf die orthopädische, berufsorientierte Rehabilitation, die einen sehr viel größeren Anteil von Versicherten betrifft als die entsprechende Neurorehabilitation. Für diese aber kann das Konzept des Arbeitsplatz-Trainings aus neurokognitiver Perspektive angepasst und erweitert werden. Arbeitsplatzrelevant können Anforderungen an Qualität und Leistung pro Zeit bei der Bedienung gängiger PC-Programme sein, bei der Kontrolle sprachlicher wie numerischer Daten, bei der Aufnahme und Umsetzung von Instruktionen, dem Planen und Verwalten von Terminen etc. Entscheidend für das Konzept eines Arbeitsplatz-Trainings ist, dass tatsächliche Arbeitsanforderungen der Rehabilitand:innen so realitätsnah wie möglich in Trainingseinheiten nachgebildet werden. Therapieziele sind dabei eine zunehmende Sicherheit in Arbeitsabläufen, sowohl hinsichtlich Bewegungs- und/oder Verhaltensmustern und/oder kognitiven Prozessen sowie eine Stärkung berufsrelevanter physischer, psychischer und kognitiver Kompetenzen (Deutsche Rentenversicherung, 2019, S. 21).

Psychosoziale Beratung und berufsbezogene Gruppen

Über ein Arbeitsplatztraining hinaus sollen in der MBOR Stufe B auch psychosoziale Beratungen wie z.B. eine arbeits- und sozialrechtliche Beratung, eine Beratung zu Leistungen zur Teilhabe am Arbeitsleben sowie eine Vorbereitung und Anbahnung weiterführender Leistungen zur (stufenweisen) Eingliederung in den Beruf angeboten werden.

Kombinierbar mit derartigen Beratungsleistungen sind psychoedukativ ausgerichtete sogenannte *berufsbezogene Gruppen*, bei denen häufige berufliche Problemfelder wie soziale Konflikte am Arbeitsplatz, Arbeitsmotivation, Stressbewältigung im Erwerbsleben, Probleme bei der Rückkehr an den Arbeitsplatz oder Arbeitslosigkeit thematisch sind.

Stufe C: Spezifische Angebote

Stufe C: MBOR-Angebote der Stufe C richten sich an Rehabilitand:innen,

- bei denen die Kernmaßnahmen der Stufe B nicht zu einer beruflichen Wiedereingliederungsempfehlung an den bisherigen Arbeitsplatz führen konnten, da relevante Funktionseinschränkungen keinen positiven Wiedereingliederungsverlauf erwarten ließen.
- die schon vor Aufnahme in die Rehabilitationsmaßnahme nicht mehr über einen Arbeitsplatz verfügten.

Für beide Gruppen kann eine berufliche Neuorientierung sinnvoll sein, bei der eine kompakte, standardisierte MBOR-Belastungserprobung (vgl. z. B. Kapitel 4.4.1 und Kapitel 4.4.2) Hinweise für weitere Rehabilitationsschritte wie die Förderung durch Maßnahmen zur Teilhabe am Arbeitsleben (LTA; vgl. Kapitel 7.3) oder medizinisch-berufliche Phase II-Maßnahmen liefert.

6 Interventionsebenen neuropsychologischer Berufstherapie

Neuropsychologische Berufstherapie basiert, wie neuropsychologische Behandlungen insgesamt, zunächst auf den Ergebnissen einer möglichst umfassenden Diagnostik, um dann auf unterschiedlichen Interventionsebenen die berufliche Teilhabe von Rehabilitanden zu fördern.

6.1 Erprobung beruflicher Leistungsressourcen

Ein wichtiger therapeutischer Zugang liegt in der Erprobung und Stärkung von Leistungsressourcen: Patient:innen sollen berufsrelevante Fähigkeiten, die durch die Erkrankung nicht oder nur unwesentlich beeinträchtigt wurden, bewusst einsetzen und so in ihrer Motivation für eine berufliche Wiedereingliederung bestärkt werden.

Leistungsressourcen in Fach- und Betriebswissen

Ressourcen sind häufig in den Bereichen Fach- und Betriebswissen aufzufinden. Der Erhalt solcher Wissensstrukturen, die an Altgedächtnisleistungen oder implizite Gedächtnisleistungen gebunden sind, ist Patient:innen, die durch geminderte Fähigkeiten in anderen kognitiven Leistungsbereichen nachhaltig verunsichert sind, oft nicht vollständig bewusst bzw. sie werden nicht ausreichend positiv bewertet.

Wenn vermittelt werden kann, dass testpsychologisch erhobene Gedächtniseinschränkungen sich nicht primär auf berufliches Fachwissen erstrecken, kann eine Verunsicherung bezüglich der verbliebenen kognitiven Leistungsmöglichkeiten an einem entscheidenden Punkt reduziert werden.

Die ressourcenorientierte Therapie kann durch geeignete Erprobungsmöglichkeiten ein Gegengewicht zu defizitorientierten Behandlungsansätzen schaffen und zur Formulierung eines positiven Leistungsbilds entscheidend beitragen.

Beitrag zu positivem Leistungsbild

Dabei kann das positive Leistungsbild von Patient:innen auch mit der Fragestellung geprüft werden, welche Teiltätigkeiten für den beruflichen Wiedereinstieg besonders geeignet sind. Weitere Fragestellungen aus dieser Perspektive können sein:

- Welche Anforderungen am Arbeitsplatz können trotz noch bestehender Hirnschädigungsfolgen wahrscheinlich erfüllt werden?
- In welchem Ausmaß sind Fachwissen und betriebliche Kenntnisse verfügbar?

- Wie sind diese Wissensressourcen optimal einzusetzen, eventuell durch Anpassungen von Arbeitszeit oder Änderungen von Arbeitsorganisation oder -inhalten?

Daraus ergibt sich ein individuelles therapeutisches Vorgehen, das oft höheren Aufwand bedeutet als standardisiertes Trainieren beeinträchtigter Teilfunktionen und überwiegend in Einzeltherapie abläuft.

Therapeutische Aufgabenstellungen

Ein Einstieg in eine berufsressourcenbezogene Therapie kann die Aufgabenstellung sein, Informationen zum Arbeitsplatz anhand konkreten Materials, etwa durch Kommentierung des Internetauftritts der eigenen Firma oder auch eines Konkurrenzunternehmens zu veranschaulichen. Wenn dabei ersichtlich wird, dass Patient:innen trotz neurokognitiver Einschränkungen über ausreichende Wissensressourcen verfügen und die Darstellung des beruflichen Bereichs motivierend wirkt, können daraus Aufgabenstellungen abgeleitet werden, die auch beruflich vorkommen sollten, z. B.:
- Checkliste zu betrieblichen Abläufen erstellen
- Recherchen zu einem neuen Produkt anstellen
- berufliches Material wie Protokolle, Verfahrensanweisungen, Fachartikel etc. kommentieren und an Dritte (Therapeut:in) vermitteln
- typische Kommunikationssituationen simulieren (z. B. Verkaufsgespräch)
- zu einem nicht zu umfassenden beruflichen Thema eine Präsentation erarbeiten
- dazu einen freien Vortrag vor Publikum halten

Gerade die Aufgabenstellung, berufliches Wissen in Vortragsform oder Durchführungssimulation (z. B. Unterrichtsstunde oder Beratungseinheit) zu präsentieren, stellt für viele Patient:innen schon dadurch Arbeitsplatznähe her, dass sie für die Vorbereitung bei ihrer Firma, bei Kolleg:innen um Material nachfragen.

Berufstherapeutisch abgerundet werden können solche ressourcenbezogenen Aufgaben durch mehrfaches Feedback:
- unmittelbare Rückmeldungen durch Therapeut:innen,
- durch das Publikum, meist aus Mit-Patient:innen bestehend,
- und durch gemeinsame Nachbereitung von Ton- oder Videoaufnahmen.

Derartige Projektarbeiten, die sich über mehrere Therapieeinheiten erstrecken, beinhalten aus neuropsychologischer Perspektive v. a. Anforderungen an exekutive Funktionen und bieten therapeutisch eine Beurteilungsgrundlage mit höherer ökologischer Validität im Vergleich zu Standardaufgaben.

Dass sich derartige ressourcenbezogene Aufgaben nicht nur auf komplexere Anforderungen in Berufsfeldern, die einen höheren Bildungsgrad voraussetzen, beziehen müssen, zeigt das folgende Fallbeispiel.

Fallbeispiel

AZ, 51-jähriger Eisenbahnwerker nach SHT, Grad II, zwei kleine, hochfrontale Kontusionsblutungen rechtshemisphärisch, Hämorrhagien im okzipitalen Marklager, linkshemisphärisch, Zeit nach Ereignis: 13 Monate

Berufliche Hauptaufgabe: Organisieren von Material und Mitarbeitern für Reparaturaufträge an Gleisanlagen.

Neuropsychologische Diagnostik: leichtgradige Arbeitsgedächtnis- und Lernstörungen, leichte Reduktion der kognitiven Verarbeitungsgeschwindigkeit, Beeinträchtigungen exekutiver Funktionen.

Neuropsychologische Berufstherapie

Therapeutischer Schwerpunkt waren Organisationsaufgaben, die das berufsrelevante Planen von Arbeitsschritten und Koordinieren von Zeitabläufen trainieren sollten.

Bitte bearbeiten Sie die folgende Organisationsaufgabe!

Sie sind als Bahnwerksmeister für die Einteilung von sechs Mitarbeitern verantwortlich.

Eine durchgängige Aufgabe in Ihrem Bereich sind Wartungsarbeiten.

Bei Störungen erhalten Sie darüber hinaus Reparaturanforderungen, die umgehend zu erledigen sind.

Ihrem Team stehen drei Pkws, stationiert auf dem Parkplatz von Bahnhof A, zur Verfügung, um die unterschiedlich entfernt liegenden Einsatzorte (siehe Lageskizze) zu erreichen.

Die Arbeitszeit beginnt um 8:30 h und endet um 16 h (Mittagspause von 30 Minuten).

Zwei Ihrer Mitarbeiter (Herr Müller und Herr Maier) sind für alle Aufgaben gleichermaßen einzusetzen. Die restlichen vier Mitarbeiter (Herr Schmidt, Herr Rosen, Herr Weber und Herr Gut) leisten selbstständig neben den allgemeinen Wartungsarbeiten Arbeiten im Bereich Fahrkartenautomaten und in begrenztem Ausmaß in den Bereichen Telefon- und Signalanlage. Bei allen anderen Anforderungen arbeiten sie Herrn Müller und Herrn Maier zu.

Sie haben je nach Arbeitsanforderung passende Werkzeugkisten gerichtet, die Ihre Mitarbeiter mitnehmen. Die Werkzeugkisten sind in Bahnhof A gelagert und müssen dort abgeholt werden.

Am heutigen Arbeitstag soll Ihr Team folgende Anforderungen ausführen:

1. Umfangreiche Reparatur der Signalanlage des Bahnhofs B (3 Stunden, zwei Mitarbeiter, Werkzeugkiste S)
2. Dringende Reparatur des Fahrkartenautomaten, Bahnhof F (1 Stunde, zwei Mitarbeiter, Werkzeugkiste M)
3. Kleinere Reparatur der Telefonanlage des Bahnhofs A (30 Minuten, zwei Mitarbeiter, Werkzeugkiste T)
4. Überprüfung von Stromanschlüssen im Bereich des Bahnhofs L (2 Stunden, zwei Mitarbeiter, Werkzeugkiste N)
5. Auswechseln einer defekten Lampe der Signalanlage des Bahnhofs D (20 Minuten, zwei Mitarbeiter, Werkzeugkiste S)
6. Sicherheitsrelevante Reparatur der Telefonanlage, Bahnhof V (50 Minuten, zwei Mitarbeiter, Werkzeugkiste W)
7. Neumontierung eines Fahrkartenautomaten im Bahnhof A (60 Minuten, zwei Mitarbeiter, Werkzeugkiste M)
8. Aufwändige Reparatur von Stromanschlüssen im Bahnhof G (3 Stunden, zwei Mitarbeiter, Werkzeugkiste N)

Bitte teilen Sie Ihre Mitarbeiter unter Berücksichtigung möglichst kurzer Anfahrtszeiten (siehe Lageskizze) ein.

Für eventuelle Restzeiten vergeben Sie allgemeine Wartungsarbeiten am jeweiligen Einsatzort.

Um 15.50 h erwarten Sie Ihre Mitarbeiter zu einer kurzen Dienstbesprechung (Bahnhof A) zurück.

Lageskizze

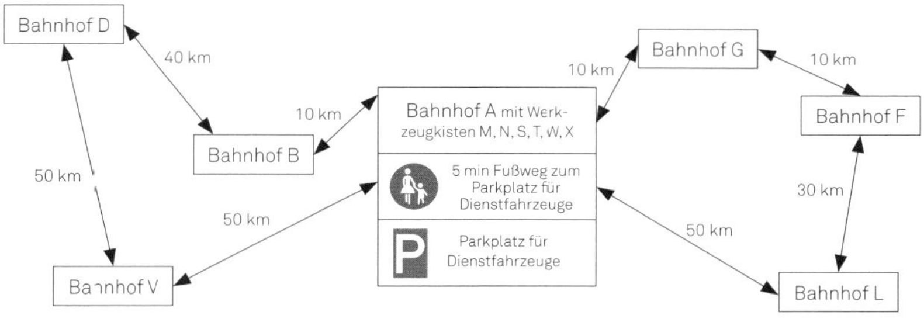

Für eine Entfernung von 1 km benötigt man mit dem PKW 1 Minute.

Abbildung 13: Ressourcenorientierte Berufstherapie/Erarbeitung einer Planungsaufgabe auf Grundlage beruflichen Wissens

AZs Leistungsfähigkeit war reduziert: Einzelne Planungsschritte wurden ausgelassen, der Zeitaufwand war eher hoch, auf Fehlerrückmeldungen reagierte AZ zunehmend frustriert und abwehrend.

Bei der Analyse seiner Arbeitsanforderungen und der wesentlichen Kontextfaktoren war zu erkennen, dass AZ aufgrund seiner langjährigen Betriebszugehörigkeit über ein fundiertes Wissen beruflicher Abläufe verfügte und schon aufgrund des guten Arbeitsklimas grundsätzlich für eine berufliche Wiedereingliederung motiviert war. Da AZ erkennen konnte, dass die Struktur der Organisationaufgaben einen für ihn berufsrelevanten Aspekt erfasste, gelang es, ihn für die Erarbeitung einer solchen Planungsaufgabe unter Einsatz seiner individuellen Berufserfahrungen zu interessieren. Unter Anleitung der Berufstherapeutin entwickelte AZ eine berufsspezifische Planungsaufgabe (Abbildung 13), die er als gute Vorbereitung seiner beruflichen Reintegration sah.

6.2 Training beeinträchtigter berufsrelevanter kognitiver Leistungen

Eine weitere Therapieebene betrifft das Training gestörter berufsbezogener kognitiver Leistungen, das sich grundsätzlich auf alle neuropsychologischen Funktionen erstrecken kann. Allerdings sind nach klinischer Erfahrung die bekannten standardisierten Trainings kognitiver Leistungen weniger effektiv als auf berufliche Anforderungen speziell zugeschnittenes Übungsmaterial.

Konkreter Arbeitsplatz als Trainingsbezugspunkt

Bezugspunkt für individuelle Anpassungen von Therapiematerial ist der konkrete Arbeitsplatz der Patient:innen. Die allgemeine Berufsgruppenzugehörigkeit ist von eher nachgeordneter Bedeutung, da sich hinter gleichlautenden Berufsbezeichnungen oft sehr verschiedene, unterschiedlich gewichtete Teilaufgaben verbergen. Hinzu kommt, dass aufgrund fortgeschrittener Automatisierung und Digitalisierung der Arbeitswelt Überschneidungsbereiche hinsichtlich kognitiver Anforderungen etwa bei Büro-/Verwaltungsberufen und handwerklich-technischen Berufen weiter zunehmen. Auch an Arbeitstätige, die bisher vorwiegend körperlich-manuelle Leistungen erbrachten, werden immer häufiger kognitive Anforderungen v.a. an Aufmerksamkeits- und planerisch-organisatorische Funktionen gestellt.

Anpassung berufsrelevanter kognitiver Anforderungen

Um neurokognitives Übungsmaterial berufsspezifisch zu gestalten, können berufswichtige kognitive Leistungen zunächst berufsgruppenübergreifend beschrieben werden, so dass die Trainingsanforderungen eher abstrakt formulierbar sind, um im nächsten Schritt an den Einzelfall angepasst zu werden, z.B.:

- Zuverlässige visuelle Zahlenverarbeitung →
  - Artikelnummern,
  - Preisangaben,
  - Rechnungsprüfung etc.
- Korrekte Organisation von 5–10 Planungseinheiten →
  - Personaldisposition,
  - Terminplanung,
  - Vorplanung einer Fahrroute etc.

- Extrahieren relevanter Informationen →
  - Protokollieren von Meetings
  - Informationsverarbeitung/Fachartikel
  - Umsetzen von Produktions-, Dienstanweisungen etc.

EDV-gestützte Aufgabenbearbeitung

Therapiemittel, die an gängige berufliche Anforderungen ohne zu großen Aufwand angepasst werden können, betreffen v.a. die EDV-gestützte Bearbeitung: Die unter verschiedenen neuropsychologischen Trainingsperspektiven gestellten Aufgaben gewinnen an beruflicher Relevanz, wenn sie unter den arbeitsplatztypischen Bedingungen der Bildschirmarbeit oder bei Einsatz von Programmen wie Textverarbeitung und Tabellenkalkulation zu lösen sind.

Publizierte Therapiemittel mit Berufsbezug

Publiziertes Übungsmaterial, das als berufsorientiertes Papier und Bleistift- bzw. EDV-gestütztes Training für den Einsatz in der Neurorehabilitation angelegt ist, ist nur begrenzt verfügbar (vgl. neben dem in 3.1 vorgestellten BoMeN-Programm von Menzel-Begemann und Honemeyer, 2015: Kasten, 2004 bzw. RehaCom/HASOMED GmbH mit drei Therapiemodulen, *Aufmerksamkeit*, *Gedächtnis* und *exekutive Funktionen* zur beruflichen Reha).

Weitere defizitorientierte Trainings zur beruflichen Wiedereingliederung können solche kognitiven Leistungsminderungen berücksichtigen, die beruflich relevant und oft nicht durch neuropsychologische Standardtherapien abgedeckt sind. Dies betrifft numerische, sprachlich-kommunikative, planerisch-organisatorische ebenso wie wissens- und lernbezogene Leistungsbereiche. Für ein berufsorientiertes Trainingsvorgehen dieser neuropsychologisch komplexen Bereiche kann auf klinisch erprobtes Material bzw. Therapieansätze verwiesen werden: Für das Verstehen schriftlich präsentierter Sachtexte (Claros-Salinas, 1993a), für schriftliche Textproduktion (Claros-Salinas & Greitemann, 2010) und Zahlenverarbeitung und Rechnen (Claros-Salinas, 1993b; 2003).

6.3 Kompensation und Adaptation

Eine weitere Therapieebene zielt darauf, arbeitsplatzbezogene Kompensations- und Adaptationsmöglichkeiten zu entwickeln und therapeutisch zu erproben, die geeignet sind, Leistungsdefizite auszugleichen. Kompensatorisch orientierte neuropsychologische Therapieansätze (vgl. Gauggel et al., 1998) beinhalten die Förderung intakter, für die Ausgleichsfunktion geeigneter Fähigkeiten ebenso wie das Erlernen neuer Fertigkeiten und deren stabil-zuverlässige Anwendung in kritischen Leistungssituationen.

Für den Ausgleich berufsrelevanter Funktionsdefizite können die therapeutisch zu erarbeitenden Mittel oder Strategien sehr unterschiedlich sein und umfassen etwa:
- die Erarbeitung eines Fachwortglossars
- die individuelle Anpassung von PC-Rechtschreibprogrammen
- die Erarbeitung von Textbausteinen
- die Anleitung zu Strukturierungs- und Kontrollmöglichkeiten, etwa
  - Checklisten zu Arbeits- und Entscheidungsabläufen
  - vorstrukturierte Telefonprotokolle
- die Anleitung zu Veränderungen des Arbeitsstils
- die Anleitung zu systematischem Zeitmanagement

Ausgangspunkt dieser Therapieformen ist es, berufsrelevante, persistierende Funktionsdefizite zu kompensieren und Patient:innen bereits in der klinischen Rehabilitationsphase Perspektiven aufzuzeigen, wie durch den Einsatz persönlicher Strategien oder externer Hilfsmittel die Anpassung an verminderte berufliche Leistungsmöglichkeiten gelingen kann. Dabei geht es stets darum, Patient:innen zu Expert:innen krankheitsbedingter Einschränkungen einerseits und ihrer Ressourcen und Möglichkeiten, mit jenen gerade unter beruflichen Bedingungen umzugehen, andererseits zu machen.

Ausgehend von beruflichen Anforderungssituationen, die Patient:innen als besonders belastend schildern, können folgende Strategien und Mittel zu deren Bewältigung vorgeschlagen werden (Tabelle 5).

Tabelle 5: Berufliche Anforderungssituationen, kompensatorische Strategien und Mittel

Berufliche Anforderungs-situationen	Strategien	Mittel
Arbeiten unter Zeitdruck	• Prioritäten setzen, z.B. Unterscheiden zwischen dringlichen und wichtigen Aufgaben • für Prioritäten-Setzung feste Zeiträume einplanen: 15 Min. am Morgen, vor Arbeitsstart und 15 Min. bei Arbeitsende als Vorbereitung auf den kommenden Arbeitstag	• störungsfreie Arbeitsphasen schaffen, z.B. durch früheren Arbeitsbeginn ohne Publikumsverkehr oder anteiligen Rückzug in ruhigere Räumlichkeit • systematische Kurzpausen einhalten, im Wechsel mit betriebsüblichen, längeren Pausen
Arbeiten bei häufiger informeller Auftragserteilung/ Informationsübermittlung	• Aufträge/Informationen systematisch festhalten • zur Verständnissicherung Aufträge wiederholen, zusammenfassen	• schriftliche Notizen auf immer griffbereitem Notizblock/übersichtlichem Kalender mit 1 Blatt-Einteilung pro Tag • möglichst unmittelbare Spracheingabe in Smartphone mit regelmäßigen Abhörphasen (jeden Morgen, nach der Mittagspause, bei Arbeitsende) • zeitnahe Spracheingabe in PC, z.B. in Kalender mit Erinnerungsfunktion oder als Ausdruck gut sichtbar auf dem Schreibtisch
Arbeiten mit Terminvorgaben (Kundenbesuch, Sitzungen etc.)	• systematische Terminerfassung und -planung • vor Terminen Vorbereitungszeit einräumen	• Termine in analogen oder digitalen Kalender eintragen, Erinnerungsfunktionen nutzen • Vorbereitungsformulare nutzen (welche Kund:innen, Namensliste, eventuell mit Foto, bisherige Aufträge, besondere Konditionen, welches Verhandlungsziel etc.)

Tabelle 5: Fortsetzung

Berufliche Anforderungssituationen	Strategien	Mittel
Arbeiten bei mehrschrittigen Anforderungen, in definierter Abfolge	• Übersichtliche Checklisten verwenden	• Listen oder Ablaufdiagramme, in Papierform oder eingeblendet am Bildschirm erstellen • Checklisten systematisch einsetzen/abhaken
Arbeiten bei häufigen Störungen, Unterbrechungen (z. B. Telefon)	• ursprüngliche Aufgabenbearbeitung nicht abrupt unterbrechen, • Zeit gewinnen • Unterbrechungen wie Telefonate mit Nachfragen etc. zeitlich begrenzen	• in gerade bearbeitetem Dokument Unterbrechungsmarker setzen (farbliche Texthervorhebung, selbstklebender Haft-/Pagemarker) • Anfrage notieren, Rückruf anbieten • Telefonformulare mit vorgegebenen Informationseinheiten zum Ankreuzen/Schnelleintrag nutzen
Arbeiten bei externen Ablenkungen (z. B. Großraumbüro)	• Störungsquellen reduzieren	• Gehörschutz (z. B. Kapselgehörschutz) nutzen • Sichtschutz nutzen • für konzentrativ komplexe Tätigkeiten in Einzelbüro wechseln
Bildschirmarbeit	• ergonomische Voraussetzungen checken/optimieren • Hinweise zum Pausenverhalten für Bildschirmarbeiter nutzen bzw. gegebenenfalls anpassen	• Bildschirmstandort, -größe, Entfernung zum Bildschirm, Sitzhöhe etc. prüfen/ev. anpassen • Schriftvergrößerung und Kontrasterhöhung nutzen • Tätigkeitswechsel von Tastaturbedienung und Spracheingabe • systematische Kurzpausen einhalten • Augenentspannungs-Übungen wahrnehmen (z. B. Blickwechsel von nah auf fern, Palmieren: geschlossene Augen mit Händen bedecken)

Entlastungsfunktion von Kompensation

Gerade hinsichtlich des Ziels beruflicher Teilhabe ist es therapeutisch entscheidend, Patient:innen, die eine möglichst vollständige Wiedergewinnung ihrer prämorbiden Fähigkeiten durch intensives Training anstreben, den besonderen Stellenwert von Kompensation zu vermitteln: Kompensation als ein Verhalten, das Defizite verringert, kann im beruflichen Kontext, in dem Leistungen ergebnisorientiert bewertet werden, eine wichtige Entlastungsfunktion für die durch multiple Erkrankungsfolgen geschwächten kognitiven Ressourcen darstellen. Auch wenn Patient:innen versuchen, z. B. ihre Merkfähigkeit durch Training zu verbessern, kann im Beruf eine Absicherung der Gedächtnisleistung durch kompensatorisches Notieren entscheidend entlasten.

Im Folgenden werden einzelne Kompensationsformen detaillierter dargestellt:

Bezogen auf den kognitiven Leistungsbereich können kompensatorische Hilfsmittel Prozesse der Informationsanalyse, der -ordnung und -strukturierung unterstützen und zu erleichterter Verfügbarkeit, schnellerem Abruf oder zuverlässiger Kontrolle beitragen.

Kompensation von Gedächtnisleistung

Für den Gedächtnisbereich sind unter beruflichen Gesichtspunkten folgende Beispiele für häufig einsetzbare externe Hilfen zu nennen:
- Systematisches schriftliches Notieren langfristig zu merkender Informationen oder
- wenn eine schriftliche Fixierung nicht möglich oder praktikabel ist, zeitnahes Aufsprechen relevanter Informationen in ein Diktiergerät.

Für die therapeutisch unterstützte Einübung ist dabei wichtig, die praktische Verfügbarkeit dieser Mittel individuell sicherzustellen:
- Notizbuch im Taschenformat, das ständig bei sich getragen wird,
- Diktierfunktion des Smartphones, die so lange eingeübt wird, bis Aufsprech- und Abruffunktionen möglichst automatisiert sind.

Dabei ist es sinnvoll, die beruflichen Situationen, in denen derartige Hilfsmittel besonders notwendig werden können, bewusst zu machen:
- Etwa die beiläufig-informelle Erteilung von Aufträgen auf dem Flur, am Rande einer Sitzung oder während der Mittagspause, also unstrukturierten Situationen, in denen die bewusste Enkodierung von Auftragsinhalten und damit die verbesserte Chance eines zuverlässigen Gedächtnisabrufs eher unwahrscheinlich ist.

Derartige Situationen zu erkennen und durch Techniken bewusster Enkodierung besser zu bewältigen, kann auch in berufstherapeutische Trainings eingebunden werden, zum Beispiel:
- Aufträge nicht nur anzunehmen, sondern systematisch zu wiederholen,
- automatisiert externe Hilfen einzusetzen,
- eventuelle Zeitverzögerungen durch offene Kommentare („Augenblick, ich notiere ...“) zu überbrücken.

Kompensation exekutiver Dysfunktion

Als Ausgleich exekutiver Dysfunktion werden häufig Checklisten entwickelt, die ein regelrechtes Abarbeiten und eine systematische Kontrolle bei mehrschrittigen, oft wiederkehrenden Arbeitsprozessen sicherstellen. Sofern die Erarbeitung solcher Checklisten berufstherapeutisches Thema ist, eignet sich dieser Erarbeitungsprozess auch dazu, Patient:innen an berufliche Inhalte anzunähern. Zugleich kann besser abgeschätzt werden, wie souverän diese mit beruflichem Wissen umzugehen vermögen und wie chancenreich eine Rückkehr an den bisherigen Arbeitsplatz ist.

Ein externes, digitales Hilfsmittel, das auf eine berufsorientierte Unterstützung von Menschen mit exekutiven Dysfunktionen infolge angeborener oder erworbener Hirnschädigungen abzielt, ist die RehaGoal App, entwickelt im Projekt SmartInklusion der Ostfalia Hochschule Wolfenbüttel (Müller, Ertas, Aust, Gabel & Schiering, 2019). Mithilfe mobiler Endgeräte (Smartphone, Smartwatch, Smartglass) wird das evidenzbasierte Therapiekonzept des *Goal Management Trainings* (Krasny-Pacini, Chevignard & Evans, 2014) für die digital-mobile Anwendung aufbereitet. Berufliche Handlungsabläufe (z. B. Post sortieren) werden, ausgehend vom übergeordneten Ziel, in kleinschrittige Teilziele zerlegt und bilden etwa in der Smartwatch-Ansicht einen übersichtlichen Workflow, den der Nutzer Schritt für Schritt abarbeiten kann, ohne die Übersicht zu verlieren und dabei die Zielerreichung zu gefährden. Die RehaGoal App verfügt neben einer barrierearmen Gestaltung, einer Sprachausgabe sowie bildhaften Darstellungsmöglichkeiten, v. a. über ein Autorensystem, mit dem Workflows einfach erstellt und flexibel modifiziert werden können.

Ein digitales Hilfsmittel, das für den therapeutischen Einsatz ohne Entwicklungsaufwand bereitsteht, ist Spracherkennungssoftware, die gesprochene Sprache automatisch in schriftlichen (Bildschirm)Text umwandelt.

Kompensation durch Spracheingabeprogramme

Computergestützte Spracheingabeprogramme sind in vielfältiger Weise als Hilfsmittel einsetzbar:
- Bei schreibmotorischen Behinderungen, die zu verlangsamtem Eingabetempo führen.
- Bei Einschränkungen der Arbeitsgedächtnisleistung, da die Möglichkeit das Diktat zu verfolgen und bereits Diktiertes visuell am Bildschirm abzugleichen geringere Anforderungen an das Arbeitsgedächtnis stellt als der übliche Diktiervorgang.
- Bei Formulierungsschwierigkeiten in der schriftsprachlichen Modalität, wie sie etwa für leichte Aphasien kennzeichnend sind, kann die mündliche Spracheingabe fazilitierend wirken. Im ersten Entwurf kann spontansprachlich frei formuliert werden. Erst im nächsten Arbeitsschritt werden dann auf der Grundlage des bereits am Bildschirm Geschriebenen stilistische Angleichungen an die Schriftsprachebene vorgenommen (vgl. auch Claros-Salinas & Greitemann, 2010).
- Als Feedbackinstrumente bei sprechmotorischen Funktionsdefiziten, indem die Notwendigkeit, möglichst deutlich zu artikulieren, insgesamt zu Verbesserungen der Artikulationskontrolle beitragen kann.

Kritische Arbeitssituation: Telefonate

Unterbrechungen des Arbeitsflusses durch von außen eingehende, nicht vorhersehbare Telefonanrufe stellen eine für viele Patient:innen kritische Arbeitssituation dar. Ein Hilfsmittel kann dabei ein individuell angepasstes Telefonprotokoll sein. Für diese Unterbrechungssituation gilt, dass je länger und je aufwändiger die kognitiven Anforderungen zur Bewältigung des Telefonanrufs sind (z. B. Notieren des Gesprächsinhalts oder Fixierung nachfolgender Bearbeitungsschritte), desto schwieriger wird das Anknüpfen an die zuvor bearbeitete Aufgabe und das Erinnern des jeweiligen Arbeitsstands. Um diese Unterbrechungssituation möglichst zügig zu bewältigen, unterstützt ein Telefonprotokoll, bei dem sich wiederholende Nachfragen oder Aufträge, häufig wiederkehrende Arbeitsabläufe oder die wichtigsten Gesprächspartner:innen bereits vorgegeben sind und zeitökonomisch wesentliche Teile des Gesprächsverlaufs durch Ankreuzen der zutreffenden Information dokumentiert werden. Nach Gesprächsabschluss liegen mit dem ausgefüllten Telefonprotokoll übersichtlich strukturierte Daten vor, die in der Folge als Abrufhilfe dienen können (vgl. Fallbeispiel ST, siehe Seite 77).

Kritische Arbeitsbedingung: Bildschirmarbeit

Eine weitere kritische Arbeitsbedingung, die in zahlreichen Berufsfeldern als Basisanforderung besteht, ist das ausdauernde Arbeiten am Bildschirm. Bei Patient:innen mit zentralen Sehstörungen stellt dies eine besondere Belastung dar, die sich, etwa bei MS-Erkrankten, in zunehmendem Verschwommensehen äußern kann.

Schon einfache Anpassungen wie Schriftvergrößerung und Kontrasterhöhung können die Verarbeitung erleichtern und die Ausdauerleistung steigern. Individuell zu erproben ist, welche technische Funktionsanpassung am effektivsten entlastet:

- Anpassung von Schriftart
- Erprobung unterschiedlicher Schriftgröße
- Kontrasterhöhung durch Fettdruck
- Änderung des Zeichenabstands durch Sperrung
- Positivdarstellung (dunkle Zeichen/heller Untergrund) vs. Negativdarstellung (umgekehrt)

Auch für den Ausgleich hemianopsiebedingter Schwierigkeiten beim Zeilenwechsel, d. h. am Ende einer Zeile zuverlässig den Beginn der Folgezeile wahrzunehmen, kann individuell erprobt werden, inwieweit eine Kennzeichnung des Zielorts beim Zeilensprung durch einen farblich markierten Balken wirksam entlastet.

Zusätzlich sind bei Beeinträchtigungen visueller Funktionen Möglichkeiten der Adaptation des Arbeitsstils zu prüfen. Entsprechend den allgemeinen Empfehlungen für Arbeit am Bildschirm können Entspannungsübungen zur Lockerung der Augenmuskulatur erprobt werden, wobei die höhere Frequenz solcher Übungen häufig entscheidend und gemeinsam mit Patient:innen individuell zu erarbeiten ist.

Wenn derartige Übungen in Verbindung mit Kurzpausen grundsätzlich lindernd wirken, wird in einem nächsten Schritt im Einzelfall zu prüfen sein, in welchem Rhythmus diese Entspannungseinheiten zu wiederholen sind, um die visuelle Ausdauerleistung möglichst nachhaltig zu verbessern.

Anpassungen des Arbeitsstils sind häufig ein relevantes Thema der berufsorientierten Neuropsychologie. Neben ergonomischen Anpassungen und Regelungen eines durch Struktur, Ordnung und Disziplin verbesserten Zeitmanagements ist v. a. ein günstiger Wechsel von Arbeits- und Ruhephasen für viele Patient:innen wichtig, die unter einer kognitiven Belastungsminderung leiden.

Anpassung des Arbeitsstils: Pausenmanagement

Obgleich Nachweise der Effektivität aus wissenschaftlichen Studien noch ausstehen, wird als eine sinnvolle Intervention bei kognitiver Fatigue ein umfassendes Pausenmanagement empfohlen. Unter dem Stichwort „pausenstrukturierter Arbeitsstil“ ist einzelfallbezogen zu klären,

- in welchem Maße und welcher Weise Patient:innen betriebsübliche Pausen bislang nutzen und inwiefern schon durch Verhaltensänderungen auf dieser Ebene Verbesserungen kognitiver Ausdauer zu erreichen sind,
- wie durch zusätzliche Kurzpausen der Arbeitstag belastungsgünstiger zu strukturieren ist,
- in welcher Frequenz und Länge Arbeitspausen günstig sind,
- wie sie inhaltlich zu gestalten sind (sich lösen von aktuellem Arbeitsthema, von der Art der Belastung, äußere Reize bewusst ausblenden ...),
- wie ein verändertes Pausenverhalten sozial zu vermitteln und bei Kolleg:innen und Vorgesetzten Verständnis für ein vermehrtes Ruhe- oder Rückzugsbedürfnis zu erreichen ist,
- wie die Regelmäßigkeit von Arbeitspausen sicherzustellen ist (externe Taktgeber: Sanduhr, Screencoach ...).

Insgesamt ist es häufig nicht ausreichend, Patient:innen hinsichtlich Kompensation und Adaptation lediglich zu beraten. Vielmehr ist es entscheidend, kompensatorische Strategien oder Anpassungsmöglichkeiten wie einen pausenstrukturierten Arbeitsstil unter geschützten Therapiebedingungen praktisch zu erproben. Nur wenn Patient:innen auf diese Weise erfahren, wie sich Leistungsmöglichkeiten durch Kompensation und Adaptation erweitern und stabilisieren, wird der Transfer in die Arbeitsweltrealität gelingen.

Erprobung kompensatorischer Strategien oder Mittel als berufstherapeutische Intervention

Ein kontrastierendes Vorgehen kann dabei das subjektive Erleben verstärken:

- Aufgabenstellungen sind in einer ersten Therapie-Einheit ohne erleichterte Arbeitsbedingungen, wie z.B. alle 15 Minuten eine Kurzpause einzurichten, auszuführen.
- In der zweiten Therapie-Einheit, bei der die Anforderungen der ersten Therapie-Einheit nicht wiederholt, sondern in einer parallelkonstruierten Form gestellt werden, bestehen diese Erleichterungen.
- In beiden Therapie-Einheiten werden Patient:innen zu Beginn und am Ende mithilfe einer visuellen Analogskala um eine Einschätzung der geistigen Fitness gebeten.
- In weiteren Therapie-Einheiten kann die Reihenfolge der Arbeitsbedingungen mit/ohne Erleichterung variiert werden.

Eine sinnvolle Unterstützung gerade bei Patient:innen, die nach Erkrankung oder Unfall schon Erfahrungen im beruflichen Alltag sammeln konnten, ist der Fragenkatalog zur Erhebung von Arbeits-, Pausen- und Kompensationsverhalten (Vorform siehe Claros-Salinas et al., 2012; siehe Einsteckkarte, siehe Abbildung 14).

Fragenbogen: Erhebung von Arbeits-, Pausen- und Kompensationsverhalten

Der Fragebogen kann zu Beginn einer kompensationsorientierten Berufstherapie eingesetzt werden, um an deren Ende bei nochmaliger Vorgabe mögliche Verhaltensänderungen zu dokumentieren.

Auch bei Patient:innen, die auf ihren beruflichen Wiedereinstieg nach längerer Erkrankungsphase vorbereitet werden, kann der Fragebogen prospektiv Verhaltensweisen abfragen, die in der berufstherapeutischen Behandlung als förder- oder hinderlich zu berücksichtigen sind.

Ebenso kann der Fragebogen bei berufsorientierter Gruppenarbeit (vgl. Kapitel 6.4) als Ausgangspunkt für die Vermittlung von Themen wie pausenstrukturierter Arbeitsstil oder hilfreiche Kompensationsstrategien eingesetzt werden und insbesondere den Austausch der Patient:innen untereinander anregen.

Fragebogen zu arbeitsbezogenem Pausen- und Kompensationsverhalten

		Die folgenden Aussagen treffen zu: gar nicht	wenig	mittel-mäßig	ziemlich	völlig
Pausenverhalten während der Arbeit						
1	Wenn ich arbeite, empfinde ich Pausen als ungünstige Unterbrechungen.					
2	Wenn ich arbeite, halte ich meine Mittagspause nicht immer ein und arbeite lieber weiter.					
3	Wenn ich mich auf eine Arbeitsaufgabe konzentriere, halte ich ohne Pause durch, bis ich fertig bin.					
4	Wenn ich Pausen mache, brauche ich am Ende sicher länger.					
5	Nach einer Pause finde ich nicht gut in die Aufgabe zurück.					
6	Erst wenn ich völlig erschöpft bin, erlaube ich mir eine Pause.					
7	Wenn ich bei der (Bildschirm-)Arbeit Pausen mache, checke ich meine E-Mails.					
8	Am Ende des Arbeitstages halte ich so lange durch, bis alles erledigt ist, selbst wenn ich sehr müde bin.					
9	Wenn ich am Bildschirm arbeite, bin ich sehr konzentriert, Pausen lenken mich nur unnötig ab.					
10	Wenn ich bei der Arbeit Pausen mache, gehe ich mit Kollegen einen Kaffee trinken.					
Kompensations-Strategien während der Arbeit						
1	Wenn ich arbeite, mache ich morgens einen Tagesplan.					
2	Wenn ich arbeite, teile ich meine Tätigkeiten nach Wichtigkeit ein.					
3	Wenn ich bei einer Arbeit durch einen Telefonanruf unterbrochen werde, mache ich mir einen kurzen Vermerk und nehme dann erst ab.					
4	Wenn ich mir Informationen merken will, mache ich gleich eine Notiz oder spreche einen Vermerk auf Band.					
5	Bei wichtigen Tätigkeiten kontrolliere ich das Ergebnis immer.					
6	Bei mehrschrittigen Aufgaben nutze ich eine Checkliste zum Abstreichen.					
7	Beim Telefonieren benutze ich ein Telefonprotokoll.					
8	Bevor ich ein Arbeitsergebnis weiterleite, lasse ich einige Zeit verstreichen, um dann nochmal darauf zu schauen.					
9	Wenn ich sehr viele Aufgaben zu erledigen habe, verschaffe ich mir einen Überblick, welche Aufgaben noch am selben Tag zu erledigen sind.					
10	Am Ende des Arbeitstages mache ich eine kurze Bilanz: Was ist getan, was muss ich noch tun?					

Abbildung 14: Fragebogen zur Erhebung von Arbeits-, Pausen- und Kompensationsverhalten

Fallbeispiel

ST, 36-jähriger Versicherungskaufmann nach Schädelhirntrauma, Grad II, Zeit nach Ereignis: 13 Jahre

Neuropsychologische (Gutachtens-)Untersuchungen (wiederholt in den Jahren nach dem Unfall): Deutliche Einbußen der Informationsverarbeitungsgeschwindigkeit und der Daueraufmerksamkeit, die zu Fehlerhäufung und verminderter Leistungsmenge führten, leichtgradige Merkfähigkeitsstörungen und restaphasische Symptome, v. a. Wortabrufprobleme.

Beruflicher Kontext: Zum Zeitpunkt seines Autounfalls hatte ST im Außendienst einer Versicherung gearbeitet. Nach längeren Rehabilitationsphasen hatte sich ST wieder bei seinem bisherigen Arbeitgeber einarbeiten können, allerdings verbunden mit dem Wechsel in den Innendienst. Seine aktuelle berufliche Situation beschrieb er als belastend: Er versuche seine Defizite zu kaschieren, was ihm gelinge. So sei sein Vorgesetzter erstaunt gewesen, dass er zur „Kur" müsse. Seine Ausdauerprobleme versuche er durch verlängerte Wochenenden auszugleichen, was allerdings dazu führe, dass die dafür eingesetzten Urlaubstage für längere, zusammenhängende Erholungszeiten fehlten. Er arbeite an zwei Bildschirmen, müsse viel lesen und weiterverarbeiten, z. T. 20-seitige Anträge. Dabei komme es regelmäßig zu Unterbrechungen durch Telefonanrufe von Kunden, deren Inhalte er oft zur Unterstützung der Außendienstmitarbeiter weitergeben müsse. Er mache sich wegen seiner Merkschwäche zwar Notizen, aber nicht immer so ausführlich, dass er alle Rückfragen beantworten könne. Insgesamt lasse seine Ausdauer rasch nach, schon ab mittags fühle er sich unkonzentriert, nach der 30-minütigen Mittagspause kaum erholt. Er versuche dann gar nicht mehr, mehreres gleichzeitig zu bearbeiten, z. B. am PC zu prüfen und dem Kunden zuzuhören. Er versuche dann, alle Tätigkeiten nacheinander abzuarbeiten, was jedoch einen höheren Zeitbedarf nach sich zöge und ihn in innerliche Unruhe versetze. Er sei dann gereizt und reagiere verbal unangemessen, was er später bedauere und Anlass für Grübeleien sei, von denen er sich nur schwer lösen könne.

Da ST zunehmend über witterungs- und belastungsabhängige Kopfschmerzen, Lärmempfindlichkeit und Reizbarkeit klagte, war eine stationäre Rehabilitation eingeleitet worden mit dem Ziel der Aufrechterhaltung bzw. Verbesserung seiner beruflichen Leistungsfähigkeit.

Neuropsychologische Berufstherapie

Therapieziel: Erarbeitung relevanter Entlastungsfaktoren für die Bewältigung des beruflichen Alltags. Neben Anregungen zu einem pausenstrukturierten Arbeitsstil, etwa einer Verlängerung der Mittagspause, wurde mit ST v. a. an Möglichkeiten gearbeitet, wie er die notwendige Dokumentation von Telefonaten systematisieren und damit zeitlich straffen kann. Dazu wurde gemeinsam mit ST erhoben, von welchen Personengruppen er Anrufe erhält, ob er einen Rückruf in einer bestimmten zeitlichen Frist zusagt und welche Hauptanlässe für diese Anrufe bestehen. Diese Informationen wurden auf einem Formular so weit als möglich als Ankreuzfelder vorformuliert und in eine systematische Übersicht gebracht (siehe Abbildung 15). Ziel dieses Telefonprotokolls war, dass ST schon während eines Anrufs wichtige Daten ohne großen Zeitaufwand dokumentieren konnte und dieses Formular auch geeignet war, um an Kollegen weitergereicht bzw. den Kundenunterlagen als Nachweis beigefügt zu werden. Indem ST durch die rasche Eintragsweise die Dauer störender telefonischer Unterbrechungen verringerte, konnte das Anknüpfen an die vor dem Telefonat ausgeübte Verwaltungstätigkeit zügiger gelingen und so insgesamt den Arbeitsfluss verbessern. Nachdem ST der Idee eines solchen Telefonformulars zunächst eher skeptisch begegnet war („...meine Telefonate sind doch immer ganz verschieden ...“), überzeugte ihn dieser Ansatz zunehmend, so dass die abschließende Version des Telefonformulars in vier Therapieeinheiten, in denen ST aktiv Arbeitsanforderungen und -situationen reflektierte, erarbeitet werden konnte.

Telefonformular

Datum: ____________ Kundenbetreuer:in: ______________________ Tel.: ______________

Anruf von:

☐ Versicherungsnehmer:in	☐ Außendienst-Mitarbeiter:in	☐ Innendienst-Mitarbeiter:in

Frau __________________________

Herr __________________________

VSNr.: ____________________ KdNr.: ____________________

Rückruf zugesagt bis ____________________

Anlass des Anrufs:

☐ Bitte um Dokumentenabschrift
- ☐ Versicherungsschein
- ☐ Nachtrag
- ☐ Beitragsrechnung für Fälligkeit vom ______________

☐ Bitte um Änderung der Anschrift
- ☐ persönliche Anschrift
- ☐ Anschrift des Versicherungsortes

Straße ____________________ PLZ __________ Ort ____________________

☐ Änderung der Zahlungsweise

bisher: ☐ 1/1 ☐ ½ ☐ ¼ ☐ 1/12

neu: ☐ 1/1 ☐ ½ ☐ ¼ ☐ 1/12 Gültig ab: ______________

☐ Aufklärung über Ratenzahlungszuschlag erfolgt

☐ 3% ☐ 5% ☐ 8%

☐ Änderung der Bankverbindung

IBAN ______________ Kto.-Nr. ______________

☐ Auskunft zum Vertragsinhalt (Repro des Vertrages erforderlich)

☐ Beginnverlegung des Vertrages auf: ______________

☐ Provisionsreklamation

Sonstiges

Abbildung 15: Berufsorientiertes Kompensationsmittel/detailliertes Telefonformular

6.4 Berufsorientierte Psychoedukation

Eine besondere Interventionsebene neuropsychologischer Berufstherapie sind Therapien, die auf berufs- und arbeitsplatzbezogene psychoedukative Themen fokussieren.

Gruppentherapie „Zurück in den Beruf"

Ein mögliches Vorgehen wird im Folgenden mit dem Gruppentherapiekonzept „Zurück in den Beruf" (Claros-Salinas et al., 2012) vorgestellt: Ergänzend zu allgemeinen Stress- und Konfliktbewältigungstherapien, wie sie wesentliche Elemente neuropsychologischer Behandlung sind, und in enger Abstimmung mit dem arbeitsplatz- oder berufsbezogenen Training werden praxisorientiert Fragen aufgegriffen, die sich Betroffene auf dem oft schwierigen und langen Weg ihrer beruflichen Reintegration häufig stellen. Die Gruppenarbeit verfolgt einerseits das Ziel, auf diese Fragen Antworten zu geben, indem Informationen bereitgestellt werden und z. B. an Fallbeispielen mögliche Lösungen aufgezeigt werden. Andererseits bietet „Zurück in den Beruf" den Patient:innen aber auch die Möglichkeit, sich auszutauschen, sich in der gemeinsamen Zielstellung zu stärken und durch oft unterschiedliche Lösungsansätze voneinander zu lernen.

In diesen Therapien soll der Austausch zu Themen angeregt werden, wie z. B.:
- Erkennen und Nutzen berufsrelevanter Leistungsstärken und -ressourcen,
- Erkennen von und Umgehen mit Leistungsgrenzen,
- Störungsabwehr am Arbeitsplatz,
- Stress- und Konfliktbewältigung am Arbeitsplatz.

Informationen zu berufsbezogenen sozialrechtlichen Fragen vervollständigen die vorgenannten Themen und sind häufig Ausgangspunkt für den Austausch der Patient:innen untereinander. Wiedereingliederungsorientierte Themen sind v. a.:
- stufenweise Wiedereingliederung,
- betriebliches Wiedereingliederungsmanagement,
- Leistungen zur Teilhabe am Arbeitsleben.

Während die bisher dargestellten Therapieebenen (6.1–6.3) durch individuellen Bezug zum Arbeitsplatz zumindest anteilig eine Einzeltherapie erfordern, ist das Gruppensetting bei diesem psychoedukativen Ansatz programmatisch.

Die Gesprächsgruppe „Zurück in den Beruf" zielt auf die gemeinsame Beschäftigung mit möglichen Hindernissen bei der beruflichen Reintegration und deren Bewältigungsmöglichkeiten und bietet dabei ein Forum, das mindestens einmal wöchentlich die trainingsorientierte Berufstherapie ergänzt.

Dabei ist „Zurück in den Beruf" als offene Gruppe mit einem berufsbezogenen Themenspektrum organisiert, die sich aber in der Themenwahl pro Gruppenstunde nach den Bedürfnissen der Teilnehmenden richten kann. Inhalte und Vorgehensweisen für eine jeweils 60-minütige Gruppenarbeit finden sich in Abbildung 16.

Im Vordergrund steht der Austausch zwischen den Patient:innen, die erleben, dass ihre individuelle Problematik der beruflichen Reintegration auch Mit-Patient:innen betrifft, die möglicherweise andere Sichtweisen oder Lösungsstrategien beisteuern können.

Berufliche Teilhabe, allgemein

Gruppenarbeit: Frage an einzelne Teilnehmende nach beruflich größtem Manko/größter Stärke bzw. Ressource? Welche Herausforderungen können vorweggenommen werden? Wie können sie bewältigt werden? Welche Lösungsmöglichkeiten? Welche Erwartungen bestehen beruflich trotz Erkrankung? → Antwort stichpunktartig notieren → Austausch im Plenum

Kompensation und Adaptation

Sachhilfen (z. B. Gedächtniskalender, vorstrukturiertes Telefonformular zum Ankreuzen)	Persönliche Hilfen (z. B. Kolleg:innen für Nachfragen, Feedback, Sekretärin für Kontrolltätigkeiten)
Pausenstrukturierter Arbeitsstil	Home-Office

Störungsabwehr vs. Telefon/Publikumsverkehr/Mails etc.

Telefon klingeln lassen, bis Stand aktueller Bearbeitung markiert Rückruf anbieten, um Rückruf bitten, um kurze Mail zu Sachverhalt bitten	Mit individuellem Telefonformular für häufig wiederkehrende Informationen arbeiten
Sprechzeiten vereinbaren, Türe schließen	Mit Lärmschutz (Kopfhörer) arbeiten
Mails sofort beantworten, wenn nicht länger als 3–5 Min. Zeitaufwand	Möglichkeiten von (Mail-)Kurzinformationen (Betreffzeile, Stichwortaufzählung, Textbausteine) nutzen

Pausenstrukturierter Arbeitsstil

Warum Pausen?	Frequenz/Dauer/Verteilung von Pausen
Inhalte/Gestaltung	Technische Mittel (z. B. Sanduhr, Screencoach)

Arbeitsplatzverträgliche Entspannungsformen/-rituale

Streck- und Lockerungsübungen für Schreibtischarbeiter	Mentales Ruhebild
Lockerung der Augenmuskulatur bei Bildschirmarbeit	Entspannungsmusik per Kopfhörer

Stufenweise Wiedereingliederung

Begriffsklärung anhand DRV-Unterlagen	Freier Austausch zu: Welche zeitliche Belastungsstufe ist anfangs für mich angemessen?
Welche inhaltliche Belastung ist anfangs möglich und sinnvoll?	Welche Belastungen möchte ich in der Anfangsphase zurückstellen?
Gibt es Änderungen der Arbeitsbedingungen, die mich in der stufenweisen Wiedereingliederung unterstützen können?	Wie kann ich mir Feedback über meine Leistung von Kolleg:innen oder Vorgesetzten einholen?

Betriebliches Eingliederungsmanagement, u. a. mit LTA

Mobilitätshilfen	Unterstützung bei modularer (Weiter-)Qualifikation
Sachmittel (Beispiele wie größerer Bildschirm, Dragon-Spracheingabeprogramm)	Zuschüsse für berufliche Wiedereingliederung, Arbeitsentgelt, befristete Probebeschäftigung

Abbildung 16: Berufsbezogene Gruppe „Zurück in den Beruf“

Vermittlung von kognitiven Einschränkungen gegenüber Kolleg:innen & Vorgesetzten

Individuelle Vorplanung: Wer soll/warum/mit welchen Konsequenzen informiert werden?	Aktive Information vs. nur bei Nachfrage?
Formel/Kurzvermittlung, gleichbleibend	Vermittlung via Bilder/Metaphern?

Kräfteverteilung über den Tag/Woche/Monat/Jahr

Gruppenarbeit/Austausch zu: Wie verteile ich Kräfte über den Tag – bin ich eher eine Lerche oder eine Eule?	Wie kann ich meine Woche optimal planen (z. B. am Wochenanfang Schwerpunkte setzen, zum Wochenende eher Routinearbeiten oder Mittwoch als Tag zum Aufatmen)?
Wie lässt sich ein Monat entlastungsorientiert planen (z. B. Feiertagsbrücken nutzen, wenn keine Feiertage, einzelne Urlaubstage einsetzen, etwa Mitte des Monats)?	Entlastungsorientierte Jahresplanung (günstige Urlaubsverteilung, z. B. gleichmäßig übers Jahr verteilt oder nach saisonalen Hochbelastungen)?

Tagestruktur/work-life-balance

Gruppenarbeit/Austausch zu: Was entspannt mich nach der Arbeit?	Kann ich schon in der Mittagspause etwas Freizeit einbauen?
Kann ich mein bisheriges Hobby unter Entspannungsgesichtspunkten fortführen? Brauche ich ein neues Hobby?	Welche Freizeitbeschäftigungen balancieren bei welchen beruflichen Anforderungen günstig aus?

Wie sich kognitiv fit halten, wenn keine unmittelbare Wiedereingliederung möglich?

Tagestruktur möglichst ähnlich dem durchschnittlichen Arbeitstag anlegen	Eventuell regelmäßige „Bürostunden" einrichten (z. B. Zeitraum zwischen 10h und 12h für Lesen der Tageszeitung, Bearbeiten von Mails, Internet-Recherche zu Fachthemen reservieren)
Eventuell „Bürostunden" außerhalb des Hauses organisieren (z. B. in öffentlicher Bibliothek)	Computerprogramme zu kognitivem Training regelmäßig durchführen, Dauer, Erfolg oder subjektive Einschätzung (z. B. hinsichtlich Anstrengung, Belastbarkeit auf Skala 1–10) schriftlich dokumentieren

Abbildung 16: Fortsetzung

Für alle eröffnet sich aber auch die Möglichkeit, die Gruppendiskussion durch eigene Beiträge zu bereichern. Die Funktion der Berufstherapeut:innen ist dabei v. a. moderierend, indem etwa Gruppenteilnehmer, die zum jeweiligen Thema beitragen können, bestärkt werden. So werden z. B. Rehabilitand:innen, die bereits eine stufenweise Wiedereingliederung absolviert haben, eingeladen, in einer „Expert:innenrunde" von ihren persönlichen Erfahrungen zu berichten und für Nachfragen bereitzustehen.

Gruppentherapie: Begleitung der stufenweisen Wiedereingliederung

Eine Sonderform dieses psychoedukativen Gruppenangebots ist die „Begleitung der stufenweisen Wiedereingliederung", die denjenigen Rehabilitand:innen angeboten wird, die parallel zu ihrer stufenweisen Wiedereingliederungsmaßnahme aufgrund räumlicher Nähe diese Austauschmöglichkeit mit anderen Betroffenen wahrnehmen können. Schwerpunkt dieser berufstherapeutischen Gruppenarbeit ist die kontinuierliche Berichtsmöglichkeit über den Verlauf der Maßnahme. Jedes Gruppenmitglied schildert den Stand zeitlicher und aufgabenbezogener Belastung an seinem Arbeitsplatz und seine Erlebens- und Bewältigungsformen. Die anderen Gruppenmitglieder können durch Nachfragen oder Kommentare zur Situationseinschätzung beitragen und so oft verunsicherte Einzelne bestärken.

Die Aufgabe der Berufstherapeut:innen ist auch hier im Wesentlichen moderierend. Hinzu kommen beratende Anteile, etwa zu Themen des Erkennens und Umgehens mit Leistungsgrenzen:

Die Rehabilitand:innen werden angeleitet,
- Tagesprotokolle zu subjektiven Belastungseinschätzungen zu führen und dabei
- deren mögliche Veränderungen im Verlauf zu dokumentieren,
- Ideen zu individuellen Kompensationsmöglichkeiten zu entwickeln,
- Erfahrungen bei der Anpassung von Arbeitsverhalten (z.B. einem individuellen pausenstrukturierten Arbeitsstil) zu sammeln und zu reflektieren.

Beraten wird auch zu Kommunikationsstrategien mit Arbeitskolleg:innen und Vorgesetzten:
- Bei Nachfragen zur Erkrankung v.a. gegenüber Rehabilitand:innen ohne sichtbare Beeinträchtigungen.
- Bei Nachfragen zum Sonderstatus, nur teilzeitig am Arbeitsplatz präsent sein zu müssen.
- Bei der Frage von Arbeitgeber-Rückmeldung zum beruflichen Leistungsverhalten: Bei negativer Einschätzung erfolgt ein Feedback häufig zu spät, erst am Ende einer stufenweisen Wiedereingliederung. Ein aktives Einfordern einer Rückmeldung zu einem früheren Zeitpunkt hingegen kann Spielraum für günstige Anpassungen des Leistungsverhaltens ermöglichen.

7 Unterstützung der beruflichen Wiedereingliederung und des langfristigen Erhalts der Arbeitsfähigkeit

Berufsorientierte Neurorehabilitation muss sich immer einer doppelten Herausforderung stellen: Zum einen ist die Wiedereingliederung ins Arbeits- und Berufsleben nach schwerer, oft langwieriger Erkrankung und sich daraus ergebenden Phasen von Arbeitsferne und -entwöhnung zu erreichen. Selbst wenn dieser Wiedereingliederungsprozess erfolgreich verläuft, ist zum andern aufgrund der persistierenden, oft lebenslangen Krankheitsfolgen das langfristige Verbleiben im Arbeitsprozess häufig nur möglich durch regelmäßige therapeutische Unterstützung.

7.1 Stufenweise Wiedereingliederung

Bei Patient:innen, die nach Erkrankung oder Unfall weiterhin über ihren Arbeitsplatz verfügen, ist die gesetzlich verankerte Möglichkeit (nach § 28 SGB IX), eine Maßnahme zur stufenweisen Wiedereingliederung (StW) an den bisherigen Arbeitsplatz durchzuführen, ein günstiges und in vielen Fällen erfolgreiches Verfahren.

Regelungen der StW-Maßnahme

Seit Einführung des SGB IX (1.7.2001) ist die StW eine Pflichtleistung für alle Rehabilitationsträger. Wenn die gesetzliche Rentenversicherung (DRV) für diese Maßnahme zuständig ist, muss die StW am Ende einer medizinischen Rehabilitationsmaßnahme beantragt und spätestens vier Wochen nach Entlassung angetreten werden. Grundsätzlich ist eine StW immer dann zu bedenken, wenn Patient:innen aus einer stationären oder ambulanten medizinischen Rehabilitationsmaßnahme als arbeitsunfähig entlassen werden. Dabei kann eine StW auch schon während ambulanter Rehabilitationsleistungen beginnen. Außerhalb von Rehabilitationsmaßnahmen kann eine StW auch in Trägerschaft von gesetzlichen Krankenkassen oder gesetzlichen Unfallversicherungen ärztlich eingeleitet werden.

Ziel einer solchen StW ist es, arbeitsunfähige Patient:innen nach einer längeren und gravierenden Erkrankung schrittweise an die volle Arbeitsbelastung am bisherigen Arbeitsplatz heranzuführen. Die StW ist eine therapeutische, ärztlich zu begleitende Maßnahme, für deren Dauer Patient:innen weiterhin arbeitsunfähig sind und Anspruch auf Kranken- oder Übergangsgeld haben. Die Teilnahme an einem derartigen therapeutischen Arbeitsversuch erfolgt auf ärztliche Empfehlung, ist aber für die Patient:innen freiwillig. Der jeweilige Arbeitgeber muss seine Zustimmung zur Durchführung dieser Maßnahme erklären. Liegt diese vor, wird der genauere Verlauf der StW in einem Wiedereingliederungsplan festgelegt, in dem Abfolge und Dauer der einzelnen Stufen oder Intervalle zu beschreiben sind. Dabei ist die enge Zusammenarbeit aller Beteiligten, also auch der berufstherapeutisch tätigen Neuropsycholog:innen, erforderlich. Dem abschließend ärztlich zu erstellenden Wiedereingliederungsplan müssen Rehabilitand:innen und Arbeitgeber zustimmen.

StW-Dauer

Die Dauer einer StW wurde langjährig als in der Regel „zwischen 6 Wochen und 6 Monaten" angegeben (Arbeitshilfe der Bundesarbeitsgemeinschaft für Rehabilitation (BAR), 2004, Heft 8, S. 18). In Ausnahmefällen konnte auch eine Ausdehnung auf 12 Monate erfolgen. Derartige Zeithorizonte, die für neurologische Patient:innen einen angemessen kleinschrittigen Wiedererwerb beruflicher Routinen sicherten, sind gegenwärtig nicht mehr selbstverständlich. Vielmehr dringen Leistungsträger aus Kostenerwägungen für alle medizinischen Indikationsbereiche auf kürzere StW-Maßnahmen zwischen vier und acht Wochen. Allerdings ist für neurologische Patient:innen, deren Anpassungsprozesse gerade aufgrund von neurokognitiven Leistungseinschränkungen zeitintensiv sind, der auch in der neuesten BAR-Arbeitshilfe (BAR, 2020) enthaltene Grundsatz zu nutzen, dass die Dauer einer StW individuell ist und im Verlauf flexibel verlängert oder verkürzt werden kann.

StW-Belastungsintervalle

Für die anfängliche StW-Belastung findet sich häufig die Empfehlung, mit vier Tagesarbeitsstunden zu starten und anschließend auf sechs Stunden zu steigern. In aller Regel ist diese Empfehlung für neurologische Patient:innen (z. B. nach einem Schlaganfall) problematisch. Gerade eine zu hohe anfängliche Belastungsstufe kann zu einer so gravierenden Überlastung führen, dass die StW nach kurzer Zeit abgebrochen werden muss. Daher ist die grundsätzlich mögliche Einstiegsstufe von mindestens zwei

Stunden täglicher Arbeitszeit bei der StW-Planung je nach Einzelfall zu nutzen. Ebenso ist die weitere Stundensteigerung gerade in der Anfangsphase in möglichst flacher Abstufung, um jeweils eine Stunde, vorzuplanen. Im Verlauf ist der Wiedereingliederungsplan den individuellen gesundheitlichen Erfordernissen anzupassen. So ist es bei der regelmäßigen ärztlichen Supervision möglich, die Erprobung länger als ursprünglich geplant auf einer Stufe zu halten, vorzeitig zu steigern oder auch eine Belastungsstufe zurückzugehen. Gerade letzteres aber ist für die Rehabilitand:innen (und auch Arbeitgeber) mit erheblicher Frustration verbunden, die durch eine vorsichtige, flachstufige Vorplanung der Stundensteigerung vermieden werden kann.

StW-Vorbereitung als berufstherapeutischer Fokus

Auch wenn die finale Erstellung des Wiedereingliederungsplans ärztliche Aufgabe ist, sollten die Ergebnisse und Erkenntnisse einer berufsorientierten, neuropsychologischen Therapie wesentlich in die Erstellung dieses Plans einfließen. Sobald innerhalb einer Rehabilitationsmaßnahme abzusehen ist, dass eine StW die angemessene Reintegrationsempfehlung ist, sollte die Vorbereitung dieser Maßnahme berufstherapeutischer Fokus werden. Gerade bei denjenigen Rehabilitand:innen, die unter persistierenden kognitiven Leistungsdefiziten leiden, ist eine individuelle Planung von Einstiegsstufe und weiteren Steigerungsstufen wesentlich.

Abstimmung zeitlicher und inhaltlicher Belastungsstufen

Dabei geht es nicht nur um zeitliche Aspekte, sondern auch um inhaltliche Abstimmungen:
- Welche Arbeitsanforderungen sind für die zeitlich begrenzte Anfangsphase geeignet?
- Welche Aufgaben sind für eine tägliche Arbeitsdauer von zwei bis drei Stunden sinnvoll (und entsprechend motivierend)?
- Sind dies Aufgaben, die durch Einsatz von Leistungsressourcen ohne zu große Belastung erledigt werden können?
- Bei welchen Arbeitsanforderungen kommen kognitive Leistungsdefizite am wahrscheinlichsten oder am stärksten zum Tragen?
- Können diese Anforderungen zumindest für die Anfangsphase zurückgestellt werden?
- Sind Kompensationsmittel oder Anpassungsstrategien hilfreich und wurden diese ausreichend vermittelt?
- Gibt es Teiltätigkeiten, die aufgrund ihrer ausgeprägten Belastungsstruktur (z. B. Außendiensttätigkeiten oder Dienstreisen) für die Gesamtdauer der StW zurückgestellt werden können?

Berufstherapeutische StW-Empfehlungen als schriftlicher Leitfaden

Die in der Therapie erarbeiteten konkreten Empfehlungen für das StW- Ausgangsniveau und die Steigerung zeitlicher wie inhaltlicher Belastungen sollten in schriftlicher Form festgehalten werden als Erweiterung des eher knappen Wiedereinarbeitungsplans, wie ihn die Formulare der Leistungsträger definieren. Die berufstherapeutischen Empfehlungen können den Patient:innen als persönlicher Leitfaden ihrer beruflichen Reintegration dienen und z. B. bei Verhandlungen mit dem Arbeitgeber oder zur Information von Haus- oder Betriebsärzt:innen eingesetzt werden (siehe Fallbeispiel UN, Seite 85).

Ein weiterer Aspekt der Vorbereitung, der wesentlich zum Gelingen einer StW beitragen kann, betrifft die Sozialbeziehungen am Arbeitsplatz, bei denen Fragen nach externer Unterstützung sondiert werden können:
- Welche Vertrauenspersonen (Vorgesetzte, Kolleg:innen) gibt es?
- Wen weiht man hinsichtlich Krankheitsfolgen oder Leistungsdefiziten ein? Wen eher nicht?

- Wen kann man bei der Einarbeitung um Hilfe bitten?
- Wen kann man gerade in der Anfangszeit um ehrliche Rückmeldung bitten?
- Wen kann man um Hilfe bei Fehlerprüfung bzw. -korrektur bitten?

Fallbeispiel

UN, 50-jähriger Feinmechaniker, 12 Monate nach schwerer Hirnblutung, weitere Fallinformationen in ICF-Darstellung:

Fallbeispiel UN

Gesundheitsproblem
Stammganglienblutung, linkshemisphärisch mit Ventrikeleinbruch vor 12 Monaten

Körperfunktionen und -strukturen	**Aktivitäten**	**Teilhabe**
• schwere Hemiparese, rechts • Gefühllosigkeit der rechten Seite • initial globale Aphasie/ rückgebildet • Hemianopsie, rechts • depressive Stimmung	• ausgeprägte Bewegungsstörungen: Wernicke-Mann-Gangbild & Einsatz rechter Hand deutlich eingeschränkt, nur unter Augenkontrolle • Gleichgewicht ↓ • Schmerzen bei längerem Stehen/rechtes Bein • Wortfindung ↓	• Rückkehr in den erlernten Beruf als Feinmechaniker unwahrscheinlich • bisherige sportliche Aktivitäten (Eishockey/ Rennradfahren) nicht/ nur noch eingeschränkt möglich

Kontextfaktoren	
Umweltbezogen	**Personbezogen**
Förderfaktoren • gute familiäre Bindung/Unterstützung • Langjährige Betriebszugehörigkeit, fachliche und persönliche Wertschätzung **Barrieren** • Betrieb im Umbruch: Digitalisierung • keine Fahrtüchtigkeit (Sehen ↓)	**Förderfaktoren** • hochmotiviert wieder berufliche Teilhabe zu erreichen **Barrieren** • Perspektive „Traumjob" nicht mehr ausüben, nicht mehr im vertrauten Kollegenkreis tätig sein zu können, deprimiert nachhaltig

Bei günstiger Therapiedynamik (Verbesserung der berufsrelevanten feinmotorischen und sprachlich-kognitiven Defizite) wurde UN mit der Empfehlung einer StW entlassen.

Neuropsychologische Berufstherapie: Abschließender Therapieschwerpunkt war die partizipative Erarbeitung schriftlicher StW-Empfehlungen (Abbildung 17).

Empfehlungen zur stufenweisen Wiedereingliederung von Herrn UN

Zeitliche Belastung:

Die stufenweise Wiedereingliederung beginnt mit einer anfänglichen Belastung von drei Stunden am Vormittag (günstig: Arbeitsbeginn um 9 h). Die weitere Steigerung sollte in folgenden Schritten vor sich gehen:

03.02. – 21.02.	3 Stunden
24.02. – 06.03.	4 Stunden
09.03. – 20.03.	5 Stunden
23.03. – 03.04.	6 Stunden

Maßgeblich für die Stundensteigerung sollte eine stabile und sich verbessernde Belastbarkeit für die jeweils in Erprobung stehende Arbeitszeitleistung sein.

Aufgabenbezogene Belastung:

Zu Beginn der stufenweisen Wiedereingliederung sollte Herr UN einfache PC-Aufgaben im Bereich der Betriebsmittelwirtschaft übernehmen.

Bei sich steigernder Belastbarkeit sollte Herr UN schrittweise auch in zwischenzeitlich zentralisierte Arbeitsabläufe im Bereich der Material- und Komponentenbeschaffung eingearbeitet werden.

In einer weiteren Phase sollte Herr UN sich auch bei Tätigkeiten mit feinmotorischen Anforderungen erproben.

Arbeits(platz)bedingungen:

Für die Wiedereinarbeitungsphase sollte Herrn UN eine angepasste Tätigkeit vorwiegend im Sitzen ermöglicht werden. Herrn UN wurde das Einhalten regelmäßiger Kurzpausen zur schrittweisen Steigerung der Belastungsfähigkeit empfohlen.

Wir wünschen Herrn UN bei seiner stufenweisen Wiedereingliederung viel Erfolg!

Abbildung 17: Berufstherapeutische StW-Empfehlung

Bei der Abstufung der inhaltlichen Anforderungen wurde darauf geachtet, dass UN mit Aufgaben begann, die er mit hoher Wahrscheinlichkeit bewältigen konnte und die mittelfristig in den laufenden Digitalisierungsprozessen des Unternehmens eine Beschäftigungsperspektive boten. Feinmotorische Anforderungen, die UN nur bei weiterer Verbesserung der Handfunktion umfassend leisten konnte, wurden dagegen für eine spätere Phase der stufenweisen Wiedereingliederung geplant.

Drei Jahre nach dieser StW konnte UN zu deren Verlauf befragt werden. UN berichtete, dass die StW wie geplant verlaufen sei. Als sehr hilfreich habe er den anfangs späten Arbeitsbeginn um 9 h in Erinnerung: Er habe sich morgens Zeit lassen können, sei außerhalb der Spitzenzeiten des Berufsverkehrs zur Arbeit gekommen und habe v. a. mittags um 12 h mit den anderen Kollegen in die Mittagspause gehen können, um dann von vielen Kollegen kaum bemerkt den Heimweg anzutreten. Er arbeite wieder in der alten Abteilung, allerdings nicht mehr im feinmechanisch-handwerklichen Bereich, sondern ausschließlich in der Material- und Komponentenbeschaffung. Er übernehme entsprechende Aufgaben für die ganze Abteilung und könne Wissen und Erfahrung als Mechaniker einsetzen. Er habe sich dazu in ein neues Computersystem einarbeiten müssen, was nicht leicht gewesen sei und eher lang gedauert habe. Inzwischen komme er gut klar. Die Funktionsfähigkeit der rechten Hand habe sich nicht wesentlich gebessert, das Gehen hingegen schon. Allerdings spüre er bei längerer Belastung immer noch Schmerzen im Bein, die er durch Entspannungsübungen mildern könne. Er fahre nicht mehr Auto, könne aber seinen Arbeitsweg mit dem Fahrrad gut bewältigen – das entschädige ihn etwas dafür, dass er seine sportlichen Vereinsaktivitäten nach dem Schlaganfall nicht mehr habe aufnehmen können. Insgesamt sei er mit seiner beruflichen Situation sehr zufrieden, besonders froh sei er, wieder mit den alten Kollegen zusammenarbeiten zu können.

7.2 Nachsorge als Begleitung beruflicher Wiedereingliederung

Während die berufsorientierte Neurorehabilitation im klinisch-stationären oder ganztägig ambulanten Behandlungssetting weitgehend etabliert ist, sind therapeutische Maßnahmen im Sinne der Nachsorge bislang zumindest nicht flächendeckend verfügbar. Im Zuge des Bundesteilhabegesetzes (BTHG, seit 1. Januar 2017) wird sich dies zunehmend ändern, da Nachsorgeleistungen nicht mehr Ermessensleistungen, sondern Pflichtleistungen (vgl. §§ 14, 15a und 17 SGB VI) darstellen.

Exemplarisch soll das berufsorientierte Nachsorgeprogramm BEREIT vorgestellt werden (Claros-Salinas & Unger, 2018). BEREIT wurde u.a. initiiert, um die in der medizinisch-beruflichen Rehabilitation häufig reklamierte Nahtlosigkeit, also das Ineinander-Greifen einzelner Reintegrationsmaßnahmen ohne zeitliche Verzögerungen, wirkungsvoll umzusetzen. Entsprechend schließt sich BEREIT möglichst unmittelbar an eine stationäre bzw. ganztägig ambulante Rehabilitationsmaßnahme an (Abbildung 18).

Konzept des Modellprojekts BEREIT

Ein multiprofessionelles Team von *Reintegrationscoachs* (Mitarbeiter:innen mit neuropsychologischen, berufstherapeutischen und sozial-rechtlichen Fachkenntnissen) betreut die Patient:innen für die Dauer von zwei Monaten nach Beendigung der klinischen Rehabilitation weiter. Voraussetzung dafür ist, dass Rehabilitand:innen mit einer ausreichend günstigen Erwerbsprognose an den bisherigen Arbeitsplatz zurückkehren und diese Reintegration, meist innerhalb einer stufenweisen Wiedereingliederung, maximal vier Wochen nach Entlassung beginnen.

Nach Einleitung eines Arbeitsversuchs und einer schriftlichen Zielbestimmung werden die Rehabilitand:innen regelmäßig am Arbeitsplatz aufgesucht, um bei der Wiedereinarbeitung zu beraten und gegebenenfalls bei Konflikten zu vermitteln. Beobachtungen des Leistungsverhaltens von Rehabilitand:innen während der Arbeitstätigkeit werden mit den neuropsychologischen Vorbefunden in Beziehung gesetzt, um therapeutische Hinweise, v.a. zu Leistungskompensation und -adaptation, zu entwickeln. Anpassungen des Arbeitsverhaltens, wie das Einhalten regelmäßiger Kurzpausen oder die ausdauerangepasste Planung des Arbeitstages, werden den Rehabilitand:innen vermittelt, und deren Wirksamkeit durch eine systematische Dokumentation geprüft.

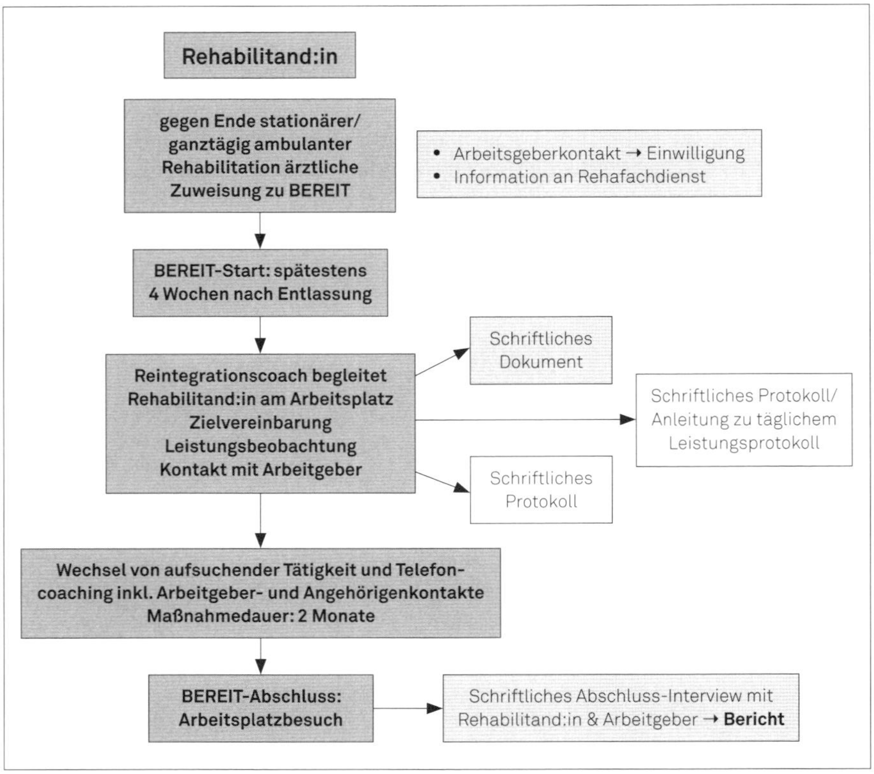

Abbildung 18: Modellprojekt BEREIT/Ablauf der Maßnahme

Die Betreuung des Rehabilitanden am Arbeitsplatz umfasst weiter
- die gemeinsame Absprache von Teilzielen innerhalb des Integrationsprozesses,
- die Überprüfung, inwieweit sich diese umsetzen ließen, und
- Schlussfolgerungen für nächste Integrationsschritte, insbesondere die Steigerung der zeitlichen Arbeitsleistung pro Tag, abgestimmt auf die jeweiligen inhaltlichen Anforderungen.

Systematische Einbeziehung von Arbeitgeber und Kolleg:innen

Über die therapeutische Begleitung der Rehabilitand:innen im Arbeitsprozess hinaus wird auch das Arbeitsumfeld von Anfang an miteinbezogen: Vorgesetzte und Kolleg:innen werden im persönlichen und/oder telefonischen Gespräch zur Zielsetzung informiert und regelmäßig um knappe Rückmeldungen zum Integrationsverlauf gebeten. Dabei ist auch von Bedeutung, dass die Arbeitgeberseite in diesem Austausch Kritikpunkte äußern kann, die sie dem Rehabilitanden nicht unmittelbar rückmelden möchte. Eine frühzeitige Kenntnis kritischer Einschätzungen eröffnet aber therapeutische Reaktionsmöglichkeiten, die den Wiedereingliederungsverlauf günstig beeinflussen. Diese Rückmeldungen werden schriftlich dokumentiert und sind daher, wenn sinnvoll, auch für den Rehabilitanden nachvollziehbar.

Da durch Erkrankung und Arbeitsunfähigkeit der Rehabilitand:innen auch das soziale und familiäre Umfeld betroffen ist, bietet der Reintegrationscoach Gespräche mit Angehörigen an, um die besondere Lebenssituation der Betroffenen während der beruflichen Reintegrationsphase zu vermitteln.

Wechsel von Arbeitsplatz-Besuchen und telefonischer Beratung

Im weiteren Verlauf bietet BEREIT einen Wechsel von Betreuung am Arbeitsplatz und telefonischer Beratung, der sowohl Rehabilitand:innen als auch Arbeitgeber einbezieht. Im persönlichen oder telefonischen Gespräch, erweiterbar um telerehabilitative Maßnahmen wie Video-Chats, kann der Verlauf der Wiedereinarbeitung erörtert werden, häufig mit dem Ziel der Arbeitsplatzoptimierung.

Eigendokumentation der täglichen Arbeitsleistung

Ein wesentlicher Betreuungspunkt, der auf eine kontinuierliche Steigerung von Eigenverantwortung und Selbstinitiative der Rehabilitand:innen zielt, ist die Anleitung zur Eigendokumentation (siehe Formular unter 4.4.2, Abbildung 8). Die Rehabilitand:innen sollen täglich schriftlich festhalten:

- Wie lange sie am Arbeitsplatz waren.
- Welche Arbeitsinhalte sie erledigten.
- Ob es dabei Besonderheiten gab.
- Die tägliche Belastung soll auf einer fünfstufigen Skala *(sehr gering/gering/mittel/hoch/sehr hoch)* einschätzt werden:
  - allgemein und
  - unter Berücksichtigung derjenigen Leistungseinschränkungen, die infolge der Hirnschädigung die gravierendste Beeinträchtigung für die berufliche Teilhabe darstellen.

Ziel dieser doppelten Selbsteinschätzung (allgemein vs. bezogen auf ein Kerndefizit) ist es, die subjektive Wahrnehmung berufsbezogener Leistungsgrenzen zu verfeinern. Die Erfahrung einer Wortabrufstörung kann je nach Kontext, etwa gegenüber Vorgesetzten in einer halböffentlichen Sitzung, die eigene Leistungswahrnehmung nachhaltig negativ bestimmen und die eher positiven Erfahrungen allgemeiner Leistungsfähigkeit ungünstig überdecken.

Die Festlegung, welche Leistungsbeeinträchtigung auf dem täglichen Leistungsprotokoll fokussiert wird, erfolgt gemeinsam mit dem betreuenden Reintegrationscoach.

Den Abschluss eines BEREIT-Coachings bilden Zielerreichungsinterviews mit Rehabilitand:innen (siehe Abbildung 19) und Arbeitgeber (vgl. Leitfaden dazu unter 4.4.2).

BEREIT – Nachsorge-Maßnahmen zur beruflichen Rehabilitation

Abschluss-Interview der/des Rehabilitandin/-den

Frau/Herr: ______________________ **am** ______________

1. Haben Sie Ihr Ziel erreicht?
   - ☐ Rückkehr an Arbeitsplatz
   - ☐ innerbetriebliche Umsetzung
   - ☐ Rückkehr an Arbeitsplatz über stufenweise Wiedereingliederung

   ☐ gar nicht ☐ eher nicht ☐ einigermaßen ☐ größtenteils ☐ voll
2. War Ihre (stufenweise) Wiedereingliederung therapeutisch ausreichend vorbereitet worden?

   ☐ ja ☐ nein, weil ______________________
3. War die anfängliche (tägliche Arbeitszeit von ______ Std.) rückblickend angemessen?

   ☐ ja ☐ nein, weil ______________________
4. Wenn Sie mit weniger Stunden begonnen haben, verlief die weitere Stundensteigerung günstig für Sie?

   ☐ ja ☐ nein, weil ______________________
5. Waren die inhaltlichen Anforderungen, die anfangs an Sie gestellt wurden, angemessen?

   ☐ ja ☐ nein, weil ______________________
6. Wenn die inhaltlichen Anforderungen an Sie anfangs geringer waren, wurden sie dann sachgerecht und Ihrem jeweiligen Leistungsvermögen angepasst gesteigert?

   ☐ ja ☐ nein, weil ______________________
7. Waren die Arbeitsbedingungen (z.B. räumliche Situation, Pausenmöglichkeiten) während Ihrer Wiedereingliederung zufriedenstellend?

   ☐ ja ☐ nein, weil ______________________
8. War die Betreuung während Ihrer Wiedereingliederung zufriedenstellend?

   Betreuung am Arbeitsplatz ☐ ja ☐ nein, weil ______________

   Betreuung durch Reintegrationscoach ☐ ja ☐ nein, weil ______________

   Betreuung durch sonstige Personen wie ______________________

   ☐ ja ☐ nein, weil ______________________
9. Haben Sie rückblickend Wünsche oder Verbesserungsvorschläge zum Ablauf Ihrer Wiedereingliederung?

   ☐ ja, weil ______________________ ☐ nein
10. Gibt es nach Ihrer Erkrankung und der Wiedereinarbeitung Veränderungen an Ihrem Arbeitsplatz?

    ☐ externe Hilfen ☐ Arbeitsinhalte ☐ Status/Position ☐ Sonstiges
11. Welche Folgen Ihrer Erkrankung bemerken Sie noch im (beruflichen) Alltag?

    Körperliche Folgen wie ______________________

    Geistige Folgen wie ______________________

    Sonstige Folgen wie ______________________
12. Sind Sie mit Ihrer beruflichen Situation insgesamt zufrieden?

    ☐ gar nicht ☐ nicht sehr ☐ mittelmäßig ☐ ziemlich gut ☐ gut

Sonstige Hinweise/Bemerkungen:

____

____

Abbildung 19: Zielerreichungsinterview/Rehabilitand:innen

Das Konzept „BEREIT“ wurde an 85 konsekutiv einbezogenen Rehabilitand:innen evaluiert (Claros-Salinas & Unger, in Vorbereitung). Die Ergebnisse zeigt der nachfolgende Kasten:

Erste BEREIT-Ergebnisse

BEREIT-Coaching (*N* = 85)

Stichprobenmerkmale

- Geschlecht: 18 % Frauen
- Altersdurchschnitt: 44,8 Jahre (Spanne 20–63)
- Ätiologie: 47,5 % Schlaganfall, 20 % SHT, 15 % MS, 5 % Tumor, 12,5 % Sonstige
- Bildung: 51 % Hauptschule, 24 % mittlerer Bildungsabschluss, 25 % Abitur
- Dauer: MW 2,2 Monate (Spanne 15–171 Tage)
- Zeit seit Eintritt der Arbeitsunfähigkeit: MW 7,2 Monate (Spanne 1,5–23 Monate)

Ergebnisse

- Maßnahme abgebrochen: 5
- Maßnahme nicht erfolgreich abgeschlossen: 2
- Maßnahme erfolgreich abgeschlossen: 78
- ... danach gekündigt bzw. zeitnah erneut erkrankt: 3

Zielerreichungsinterviews mit Rehabilitanden

Die BEREIT-Rehabilitand:innen arbeiteten zu

- 41 % im bisherigen Arbeitsfeld ohne wesentliche Änderungen,
- im bisherigen Arbeitsfeld, aber bei Anpassungen von Arbeitsinhalten (21 %) oder Arbeitszeit (8 %),
- 15 % bei Anpassungen von Arbeitsinhalten und -zeit
- 5 % nach innerbetrieblicher Umsetzung beim gleichen Arbeitgeber, jedoch in einem neuen Arbeitsfeld.

Für rund 10 % der BEREIT-Teilnehmer:innen führte die Maßnahme nicht zur erneuten beruflichen Teilhabe.

Wie aufgrund der positiven Ergebnisse zu erwarten, zeigten sich die meisten BEREIT-Teilnehmer:innen zufrieden mit dem Grad ihrer Zielerreichung und beurteilten ihre Arbeitszufriedenheit auf der 5-stufigen Skala als *ziemlich gut* (23,5 %) oder sogar *gut* (43,5 %).

Zielerreichungsinterviews mit Arbeitgebern

Über 80 % der Arbeitgeber schätzten im Abschlussinterview qualitative Merkmale der Arbeitsleistung wie Fachwissen, Arbeitsqualität und -verhalten auf der 5-stufigen Skala häufig als *hoch* bzw. *sehr hoch* ein. Im Vergleich dazu wurde das in der Wiedereingliederung beobachtete Arbeitstempo nur ausnahmsweise als *sehr hoch* (5 %) bewertet. Auch bei der Einschätzung der Ausdauerleistung verteilten sich die Arbeitgeberurteile weniger günstig als bei den qualitativen Kategorien: Weitaus häufiger wurde hier die Leistungsfähigkeit der Rehabilitand:innen als *mittelmäßig* (41 %) angegeben.

Dauer der BEREIT-Maßnahme

Für die zeitliche Dauer der BEREIT-Maßnahme zeigte sich, dass der im Modellprojekt angesetzte Zeitraum von zwei Monaten nicht in allen Fällen sinnvoll war. Die durchschnittliche Dauer bei der Stichprobe betrug rund 2,2 Monate (Spanne 15–171 Tage). In rund 40 % der Fälle konnte das BEREIT-Coaching verkürzt werden, musste in manchen Fällen aber auch deutlich verlängert werden, um dann erfolgreich zu enden.

Wie schwierig die Phase der Wiedereinarbeitung nach Entlassung aus einer medizinisch-beruflichen Rehabilitation verlaufen kann, wie notwendig dabei eine fachtherapeutische Begleitung ist, veranschaulicht das folgende Fallbeispiel:

Fallbeispiel

FM, 46-jährige Informatikerin nach linkshemisphärischem Posterior-Insult mit Thalamusbeteiligung bei arterieller Hypertonie; Zeit nach Ereignis: 2,5 Monate,

Funktionsdefizite bei BEREIT-Start: Gesichtsfeldeinschränkung (rechter oberer Quadrant), leicht- bis mittelgradige Reduktion der Merkfähigkeit; häufig auftretendes Unwohlsein, Nackenschmerzen, vorzeitige Ermüdbarkeit

BEREIT-Begleitung:
Ziel der hochmotivierten Rehabilitandin war die Rückkehr an ihren Arbeitsplatz bei einem größeren Konzern.

Auszüge aus den täglichen Leistungsprotokollen der Rehabilitandin (Abbildung 20) veranschaulichen den Verlauf der gestuften Wiedereingliederung (Dauer: 4,2 Monate). Deutlich wird, wie die kognitiven Funktionsdefizite und die Minderungen allgemeiner körperlicher Verfasstheit fortwirken und trotz zwischenzeitlicher Besserung die Unsicherheit der Rehabilitandin fortbesteht, das Ziel des Anknüpfens an das bisherige berufliche Leistungsniveau zu erreichen. Eine wesentliche Coaching-Aufgabe bestand daher darin, anhand der täglichen Leistungsprotokolle und der Beobachtungen am Arbeitsplatz Leistungsfortschritte zu vermitteln.

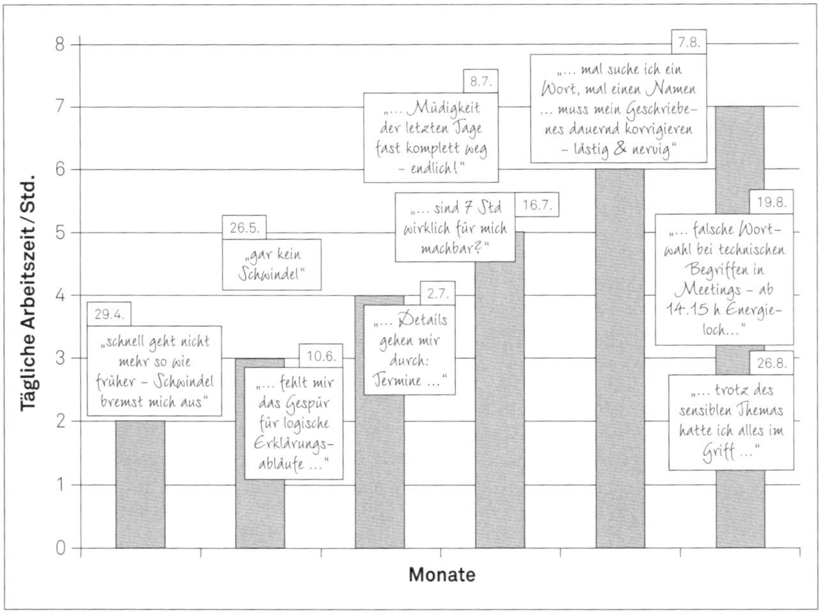

Abbildung 20: Fallbeispiel FM/Tagesprotokolle (Auszüge) bei stufenweiser Wiedereingliederung

Darüber hinaus wurden Kompensationsstrategien wie das systematische Dokumentieren von Arbeitsaufträgen und -terminen, ebenso vermittelt, wie konkrete Absprachen zu einem pausenstrukturierten Arbeitsstil. Das Fazit der Rehabilitandin im abschließenden Zielerreichungs-Interview war, ohne die intensive BEREIT-Betreuung „... heute wieder in der alten Stresssituation und auf dem Weg zum zweiten Schlaganfall zu sein." Im insgesamt positiven Fazit des Arbeitgebers wird das Thema der Stressbewältigung und Arbeitsregulierung aufgegriffen: Eingeführt sei ein regelmäßiges Hinterfragen der Arbeitsmenge und des Stresspegels, um frühzeitig eingreifen zu können.

7.3 Unterstützung des langfristigen Erhalts der Arbeitsfähigkeit

Auch nach einer gelungenen beruflichen Wiedereingliederung können für Betroffene im weiteren Verlauf vielfältige arbeitsplatzbezogene Probleme entstehen, zu deren Lösung eine berufstherapeutische Unterstützung beiträgt, die sowohl im stationären wie ganztägig ambulanten bzw. zunehmend im ambulanten Setting durchgeführt werden kann.

Analyse beruflicher Problemlagen

Zu Beginn einer solchen Behandlung wird immer ein ausführliches Interview mit Betroffenen stehen, um die beruflichen Problemlagen detailliert zu analysieren.

Dabei sind Beschwerden, die auf das Hirnschädigungsereignis und damit häufig auf persistierende neurokognitive Funktionsdefizite zurückgehen, von arbeitsplatzbezogenen Kontextfaktoren zu trennen.

Hinsichtlich möglicher neurokognitiver Funktionsdefizite ist zu klären, inwieweit Mittel der Kompensation oder Adaptation (vgl. Kapitel 6.3) zu einer Entlastung am Arbeitsplatz führen können. In selteneren Fällen sind auch Trainingsmaßnahmen, die auf Verbesserungen der beruflichen Leistungsfähigkeit abzielen, indiziert.

Berufliche Problemlagen, die durch arbeitsplatzbezogene Barrieren entstanden sind, oft verursacht durch externe Veränderungen (Verkauf der Firma, neue Leitung, die bislang geltende Sonderbedingungen in Frage stellt oder den langjährigen Einsatz trotz Behinderung weniger wertschätzt etc.), bedürfen häufig psychotherapeutischer Behandlung.

Berücksichtigung externer Unterstützungsangebote

Eine wichtige Funktion neuropsychologischer Berufstherapie über die unmittelbare Betreuung der Rehabilitand:innen hinaus ist, Mitwirkungsmöglichkeiten öffentlicher Institutionen, aber auch des Arbeitgebers zu erkennen und zu berücksichtigen.

Durch die Einbeziehung des Integrationsamts, das für (schwer)behinderte Arbeitnehmer:innen Integrationsfachdienste als neutrale Beratungsstelle beauftragt, sind Möglichkeiten der persönlichen Arbeitsassistenz oder der krankheits- und behinderungsgerechten Arbeitsplatz-Gestaltung auszuloten. In vielen Fällen, in denen aufgrund von Mobilitätseinschränkungen schon der Weg zum Arbeitsplatz problematisch ist und eine erhebliche zusätzliche Belastung darstellt, ist die Option, einen Heimarbeitsplatz einzurichten, mit dem Arbeitgeber zu verhandeln. Häufig ist dabei eine Kombination von tageweiser Anwesenheit in der Firma und Home-Office auch im Sinne der Betroffenen, die auf diese Weise den sozialen Kontakt mit Arbeitskolleg:innen aufrechterhalten können. Auch ein täglicher Wechsel zwischen vier Stunden im üblichen Arbeitsumfeld am Vormittag und vier Stunden zu Hause am Nachmittag mit allen Möglichkeiten zusätzlicher Pausen, kann dazu beitragen, die vollschichtige Arbeitsfähigkeit zu erhalten.

Betriebliches Eingliederungsmanagement

Auch die gesetzliche Verpflichtung der Arbeitgeber ein betriebliches Eingliederungsmanagement (BEM) vorzusehen, kann für die Sicherung der beruflichen Teilhabe genutzt werden. Zweck des BEM ist es, den Ursachen gehäufter Arbeitsunfähigkeit nachzugehen und Arbeitnehmer:innen, die längerfristig oder wiederholt arbeitsunfähig sind, mit Blick auf den langfristigen Erhalt ihres Arbeitsplatzes zu unterstützen. Für Betroffene, die ihre Erkrankung oder deren langfristige Folgen ihrem Arbeitgeber bislang nicht offengelegt haben, kann dadurch eine Situation entstehen, in der die Krankheitsinformation unumgänglich ist. Für die Abstimmung, in welcher Weise, bis zu welchem Grad oder gegenüber welchem, engeren oder weiteren Personenkreis diese Informationen offengelegt werden, bedürfen Betroffene häufig einer intensiven neuropsychologisch-berufstherapeutischen Unterstützung.

Das mit dem BEM beauftragte Integrationsteam (meist je ein Vertreter des Arbeitgebers, des Betriebs- oder Personalrats, eventuell der betriebsärztliche Dienst) kann konkrete Maßnahmen, wie die Veränderung der Arbeitsbedingungen, Arbeitsplatzanpassungen (z. B. hinsichtlich technischer Ausstattung bzw. Verkürzung der Arbeitszeit) oder auch inner- wie außerbetriebliche Qualifizierungsmaßnahmen, vorschlagen. Dabei kann es günstig sein, wenn Betroffene, berufstherapeutisch unterstützt, für das BEM-Gespräch mit allen Beteiligten eigene Ziele und Lösungsvorschläge erarbeiten.

Leistungen zur Teilhabe am Arbeitsleben

Wenn die Rückkehr an den bisherigen Arbeitsplatz nach längerer krankheitsbedingter Pause über Maßnahmen, wie eine stufenweise Wiedereingliederung oder eine innerbetriebliche Umsetzung, nicht realistisch ist, jedoch grundsätzlich eine ausreichend positive Erwerbsprognose besteht, können auch Leistungen zur Teilhabe am Arbeitsleben (LTA) die berufliche Reintegration an einen neuen Arbeitsplatz unterstützen. Diese umfassen unterschiedliche Leistungen, bei denen am häufigsten Eingliederungshilfen an den neuen Arbeitgeber in Form von zeitlich begrenzten Lohnzuschüssen oder eine Kostenübernahme für eine mehrmonatige Probebeschäftigung bzw. Hilfen zur Verbesserung der Wegefähigkeit in Frage kommen. Voraussetzung für die Gewährung von LTA ist eine mittelfristig günstige Erwerbsprognose, bei der die Integrierbarkeit in den allgemeinen Arbeitsmarkt erwartet wird.

Leistungen zur Teilhabe am Arbeitsleben (LTA)

Die Leistungen (vgl. §§ 33–49 SGB IX) umfassen Geld- und Sachleistungen an behinderte oder von Behinderung bedrohte Menschen sowie Geldleistungen an Arbeitgeber.

Die Leistungen an behinderte oder von Behinderung bedrohte Menschen umfassen:

Hilfen zur Erhaltung oder Erlangung eines Arbeitsplatzes einschließlich Leistungen zur Aktivierung und beruflichen Eingliederung, z. B. durch Umschulungen, Weiterbildungen und berufliche Trainingsmaßnahmen

- Berufsvorbereitung einschließlich einer wegen der Behinderung erforderlichen Grundausbildung
- individuelle betriebliche Qualifizierung im Rahmen unterstützter Beschäftigung
- berufliche Anpassung und Weiterbildung
- berufliche Ausbildung, auch soweit die Leistungen in einem zeitlich nicht überwiegenden Abschnitt schulisch durchgeführt werden
- Gründungszuschuss bei Aufnahme einer selbständigen Tätigkeit
- sonstige Hilfen zur Förderung der Teilhabe am Arbeitsleben, um behinderten Menschen eine angemessene und geeignete Beschäftigung oder eine selbständige Tätigkeit zu ermöglichen und zu erhalten wie die
  - Kraftfahrzeughilfe
  - Kosten einer notwendigen Arbeitsassistenz
  - Kosten technischer Arbeitshilfen zur behindertengerechten Arbeitsplatzgestaltung

Die Zuschüsse an den Arbeitgeber umfassen:

- Ausbildungszuschüsse zur betrieblichen Ausführung von Bildungsleistungen
- Eingliederungszuschüsse (für behinderte Menschen bis zu 70 % im ersten Jahr; danach Kürzung um mindestens 10 %; Gesamtdauer für behinderte Menschen bis zu 2 Jahren, für schwerbehinderte Menschen bis zu 5 Jahren bzw. ab 55. Geburtstag bis zu 8 Jahren möglich)
- Zuschüsse für Arbeitshilfen im Betrieb
- Kostenerstattung für eine befristete Probebeschäftigung (Zuschusshöhe: teilweise oder voll)
- Technische Veränderung des Arbeitsplatzes

Teilerwerbsminderungsrente

Wenn das Ausmaß von Erkrankungs- oder Unfallfolgen, insbesondere auch eine kognitive Leistungsminderung, die vollschichtige Arbeitstätigkeit ausschließt, eine Grundarbeitsfähigkeit (über drei Stunden pro Arbeitstag hinaus) aber gegeben ist, kann häufig eine Rente wegen teilweiser Erwerbsminderung die berufliche Teilhabe dennoch ermöglichen. Die Teilerwerbsminderungsrente, die etwa der Hälfte einer Vollrente entspricht, wird dann zugesprochen, wenn eine Arbeitsfähigkeit zwischen drei und weniger als sechs Stunden pro Arbeitstag besteht.

Gemäß neuntem Sozialgesetzbuch (SGB IX) besteht für Arbeitgeber eine ausdrückliche Verpflichtung, schwerbehinderte Menschen in angemessenem Umfang zu be-

Anspruch auf Teilzeitarbeit

schäftigen. Dies kann v.a. den Anspruch auf eine Teilzeitarbeit betreffen, der dann besteht, wenn aufgrund der Art oder Schwere der Behinderung eine kürzere Arbeitszeit erforderlich wird. Nur unter bestimmten Voraussetzungen (etwa nicht zumutbare, unverhältnismäßige Aufwendungen) kann der Arbeitgeber die Einrichtung einer Teilzeitbeschäftigung ablehnen.

Die Teilhabe von Menschen am Arbeitsleben trotz ihrer neurologischen Krankheitsfolgen langfristig zu sichern, die damit verbundenen, oft schwierigen Entscheidungs- und Anpassungsprozesse fördernd zu begleiten, ist eine weitere, wesentliche Aufgabe berufstherapeutisch tätiger Neuropsycholog:innen.

8 Literatur

Amato, M.P., Ponziani, G., Siracusa, G. & Sorbi, S. (2001). Cognitive dysfunction in early-onset multiple sclerosis: a reappraisal after 10 years. *Archives of Neurology, 58*(10), 1602–1606. https://doi.org/10.1001/archneur.58.10.1602

Amatya, B., Khan, F. & Galea, M. (2019). Rehabilitation for people with multiple sclerosis: An overview of Cochrane Reviews. *Cochrane Database of Systematic Reviews*, (1). https://doi.org/10.1002/14651858.CD012732.pub2

Andersen, G., Christensen, D., Kirkevold, M. & Johnsen, S. (2012). Post-stroke fatigue and return to work: a 2-year follow-up. *Acta Neurologica Scandinavica, 125,* 248–253. https://doi.org/10.1111/j.1600-0404.2011.01557.x

Baldwin, C. & Brusco, N.K. (2011). The effect of vocational rehabilitation on return-to-work rates post stroke: a systematic review. *Topics in Stroke Rehabilitation, 18*(5), 562–572. https://doi.org/10.1310/tsr1805-562

Baughman, B.C., Basso, M.R., Sinclair, R.R., Combs, D.R. & Roper, B.L. (2015). Staying on the job: The relationship between work performance and cognition in individuals diagnosed with multiple sclerosis. *Journal of Clinical and Experimental Neuropsychology, 37*(6), 630–640.

Bazarian, J.J., Blyth, B., Mookerjee, S., He, H. & McDermott, M.P. (2010). Sex differences in outcome after mild traumatic brain injury. *Journal of Neurotrauma, 27*(3), 527–539. https://doi.org/10.1089/neu.2009.1068

Beatty, W.W., Goretti, B., Siracusa, G., Zipoli, V., Portaccio, E. & Amato, M.P. (2003). Changes in neuropsychological test performance over the workday in multiple sclerosis. *The Clinical Neuropsychologist, 17*(4), 551–560. https://doi.org/10.1076/clin.17.4.551.27942

Benedictus, M.R., Spikman, J.M. & van der Naalt, J. (2010). Cognitive and behavioral impairment in traumatic brain injury related to outcome and return to work. *Archives of Physical Medicine and Rehabilitation, 91*(9), 1436–1441. https://doi.org/10.1016/j.apmr.2010.06.019

Ben-Yishay, Y., Silver, S.M., Piasetsky, E. & Rattok, J. (1987). Relationship between employability and vocational outcome after intensive holistic cognitive rehabilitation. *The Journal of Head Trauma Rehabilitation, 2*(1), 35–48. https://doi.org/10.1097/00001199-198703000-00007

Björkdahl, A. (2010). The return to work after a neuropsychological programme and prognostic factors for success. *Brain Injury, 24*(9), 1061–1069. https://doi.org/10.3109/02699052.2010.494588

Black-Schaffer, R.M. & Osberg, J. (1990). Return to work after stroke: development of a predictive model. *Archives of Physical Medicine and Rehabilitation, 71*(5), 285–290.

Bloom, B., Thomas, S., Ahrensberg, J. M., Weaver, R., Fowler, A., Bestwick, J., Harris, T. & Pearse, R. (2018). A systematic review and meta-analysis of return to work after mild Traumatic brain injury. *Brain injury, 32*(13–14), 1623–1636. https://doi.org/10.1080/02699052.2018.1532111
Boake, C., Millis, S.R., High, W.M., Delmonico, R.L., Kreutzer, J.S., Rosenthal, M., Sherer, M. & Ivanhoe, C.B. (2001). Using early neuropsychologic testing to predict long-term productivity outcome from traumatic brain injury. *Archives of Physical Medicine and Rehabilitation, 82*(6), 761–768.
Bounds, T.A., Schopp, L., Johnstone, B., Unger, C. & Goldman, H. (2003). Gender differences in a sample of vocational rehabilitation clients with TBI. *NeuroRehabilitation, 18*(3), 189–196. https://doi.org/10.3233/NRE-2003-18302
Bürger, W. (2006). Entwicklungsstand der berufsbezogenen Angebote in der medizinischen Rehabilitation. In W. Müller-Fahrnow, T. Hansmeier & M. Karoff (Eds.), *Wissenschaftliche Grundlagen der medizinisch-beruflich orientierten Rehabilitation* (S. 47–55). Lengerich: Pabst Science Publisher.
Büttner, J. & Glindemann, R. (2019). *Kognitive Kommunikationsstörungen* (Vol. 19). Göttingen: Hogrefe.
Bundesarbeitsgemeinschaft für Rehabilitation (BAR). (Hrsg.) (2004). *Arbeitshilfe für die stufenweise Wiedereingliederung in den Arbeitsprozess.* Schriftenreihe der Bundesarbeitsgemeinschaft für Rehabilitation, Heft 8, Frankfurt am Main.
Bundesarbeitsgemeinschaft für Rehabilitation (BAR). (Hrsg.) (2020). *Stufenweise Wiedereingliederung in den Arbeitsprozess, Arbeitshilfe* (Ausgabe 2019, aktualisiert 2020). Frankfurt am Main.
Bundesarbeitsgemeinschaft für Rehabilitation (BAR). (Hrsg.) (2016). *ICF-Leitfaden 4.* Frankfurt am Main.
Busch, M.A., Coshall, C., Heuschmann, P.U., McKevitt, C. & Wolfe, C.D. (2009). Sociodemographic differences in return to work after stroke – the South London Stroke Register (SLSR). *Journal of Neurology, Neurosurgery & Psychiatry, 80*(8), 888–893. https://doi.org/10.1136/jnnp.2008.163295
Cancelliere, C., Kristman, V.L., Cassidy, J.D., Hincapié, C.A., Côté, P., Boyle, E., Carroll, L.J., Stalnacke, B.M., Nygren-de Boussard, C. & Borg, J. (2014). Systematic review of return to work after mild traumatic brain injury: results of the International Collaboration on Mild Traumatic Brain Injury Prognosis. *Archives of Physical Medicine and Rehabilitation, 95*(3), S201–S209.
Chang, W.H., Sohn, M.K., Lee, J., Kim, D.Y., Lee, S.G., Shin, Y.I., Oh, G.J., Lee, Y.S., Joo, M.C., Han, E.Y., Kim, J.H. & Kim, Y.H. (2016). Return to work after stroke: The KOSCO Study. *Journal of Rehabilitation Medicine, 48*(3), 273–279. https://doi.org/10.2340/16501977-2053
Choi-Kwon, S., Han, S.W., Kwon, S.U. & Kim, J.S. (2005). Poststroke fatigue: Characteristics and related factors. *Cerebrovascular Diseases, 19*(2), 84–90. https://doi.org/10.1159/000082784
Claros-Salinas, D. (1993a). *Texte verstehen: Materialien für Diagnostik u. Therapie. Screening- u. Therapiematerial.* Dortmund: Borgmann.
Claros-Salinas, D. (1993b). Relation between calculation and number processing impairments and other higher cortical functions deficits – implications for rehabilitation design. In F.J. Stachowiak, R. de Bleser, G. Deloche, R. Kaschel, H. Kremin, P. North, L. Pizzamiglio, I. Robertson & B. Wilson (Eds.). *Developments in the Assessment and Rehabilitation of Brain-Damaged Patients. Perspectives from a European Concerted Action* (S. 417–428). Tübingen: Gunter Narr.
Claros-Salinas, D. (2003). Therapie von Zahlenverarbeitung und Rechnen nach Hirnschädigung. *Aphasie und verwandte Gebiete, 17*(2&3), 29–42.
Claros-Salinas, D. (2004). *Neurologische Berufstherapie: Evaluation kognitiver Leistungsdaten und beruflicher Wiedereingliederungsverläufe bei neurologischen Patienten.* Universität Konstanz.
Claros-Salinas, D. (2006). Stufenweise Wiedereingliederung nach berufsorientiertem neurokognitiven Training – Verläufe und Ergebnisse. In W. Müller-Fahrnow, T. Hansmeier &

M. Karoff (Hrsg.). *Wissenschaftliche Grundlagen der medizinisch-beruflich orientierten Rehabilitation – Assessments – Interventionen – Ergebnisse* (S. 389–399). Lengerich: Pabst Science Publishers.

Claros-Salinas, D. & Greitemann, G. (2010). Berufsorientierte Behandlung schriftlicher Textproduktion bei Patienten mit aphasischen und nicht-aphasischen Sprachstörungen. *Neurolinguistik, 24*(1–2), 51–69.

Claros-Salinas, D., Bratzke, D., Greitemann, G., Nickisch, N., Ochs, L. & Schröter, H. (2010). Fatigue-related diurnal variations of cognitive performance in multiple sclerosis and stroke patients. *Journal of the neurological sciences, 295*(1), 75–81. https://doi.org/10.1016/j.jns.2010.04.018

Claros-Salinas, D., Čunderlik, C. & Greitemann, G. (2012). Zurück in den Beruf – subjektive und objektive Perspektiven berufsorientierter Neurorehabilitation. *Neurologie & Rehabilitation, 18*(5), 275–290.

Claros-Salinas, D., Dittmer, N., Neumann, M., Sehle, A., Spiteri, S., Willmes, K., Schoenfeld, M. A. & Dettmers, C. (2013). Induction of cognitive fatigue in MS patients through cognitive and physical load. *Neuropsychological Rehabilitation, 23*(2), 182–201. https://doi.org/10.1080/09602011.2012.726925

Claros-Salinas, D., Greitemann, G. & Jeske, A. (2000). Berufliche Neurorehabilitation innerhalb medizinischer Rehabilitationsphasen: Behandlungskonzept und Evaluation anhand katamnestischer Daten. *Neurologie und Rehabilitation, 6*(2), 82–92.

Claros-Salinas, D., Koch, E., Dettmers, C., Spiteri, S. & Schönberger, M. (in preparation). Fatigue-related restrictions of vocational and social participation in multiple sclerosis and stroke patients six months after rehabilitation.

Claros-Salinas, D., Koch, E. & Greitemann, G. (2014). MBOR in der Neurologie: Steuerungsalgorithmus und retrospektive Fall-Distribution. *DRV-Schriften, 103,* 369–371.

Claros-Salinas, D., Menzel, C. & Dettmers, C. (2019). Interne MBOR-Belastungserprobung: Ergebnisse eines standardisierten neurokognitiven Prüfverfahrens. *DRV-Schriften, 117,* 59–61.

Claros-Salinas, D., Menzel, C. & Streibelt, M. (2016). MBOR in der Neurologie – Bedarf und Therapiesteuerung. *neuroreha, 8*(01), 28–34. https://doi.org/10.1055/s-0041-111306

Claros-Salinas, D. & Streibelt, M. (2016). Profilabgleich von Arbeitsanforderungen und Leistungsvermögen (PAL): Ein Instrument zur Unterstützung der MBOR-Therapiesteuerung in der neurologischen Rehabilitation. *DRV-Schriften, 109,* 223–224.

Claros-Salinas, D. & Unger, T. (2018). Modellprojekt BEREIT: Ergebnisse berufsorientierter Nachsorge in der Neurologie. *DRV-Schriften, 113,* 352–354.

Claros-Salinas, D. & Unger, T. (in preparation). *Work-directed aftercare in patients with acquired brain injury.*

Corrigan, J. D., Lineberry, L. A., Komaroff, E., Langlois, J. A., Selassie, A. W. & Wood, K. D. (2007). Employment after traumatic brain injury: differences between men and women. *Archives of Physical Medicine and Rehabilitation, 88*(11), 1400–1409. https://doi.org/10.1016/j.apmr.2007.08.006

Crépeau, F. & Scherzer, P. (1993). Predictors and indicators of work status after traumatic brain injury: A meta-analysis. *Neuropsychological Rehabilitation, 3*(1), 5–35. https://doi.org/10.1080/09602019308401421

Deck, R., Mittag, O., Hüppe, A., Muche-Borowski, C. & Raspe, H. (2007). Index zur Messung von Einschränkungen der Teilhabe (IMET). Erste Ergebnisse eines ICF-orientierten Assessmentinstruments. *Praxis Klinische Verhaltensmedizin und Rehabilitation, 76,* 113–120.

Dettmers, C., Stein, H., Bock, H., Simon, U. & Slowik, M. (2003). Begleitung des Patienten während der beruflichen Wiedereingliederung komplettiert die neurologische Rehabilitation. *NeuroRehabilitation, 9,* 217–225.

Deutsche Rentenversicherung (Hrsg.) (2019). *Anforderungsprofil zur Durchführung der Medizinisch-beruflich orientierten Rehabilitation (MBOR) im Auftrag der deutschen Rentenversicherung.* Berlin.

Donker-Cools, B. H., Daams, J. G., Wind, H. & Frings-Dresen, M. H. (2016). Effective return-to-work interventions after acquired brain injury: A systematic review. *Brain Injury, 30*(2), 113–131.

Donker-Cools, B. H., Wind, H. & Frings-Dresen, M. H. (2016). Prognostic factors of return to work after traumatic or non-traumatic acquired brain injury. *Disability and Rehabilitation, 38*(8), 733–741.

Doucet, T., Muller, F., Verdun-Esquer, C., Debelleix, X. & Brochard, P. (2012). Returning to work after a stroke: A retrospective study at the Physical and Rehabilitation Medicine Center "La Tour de Gassies". *Annals of Physical and Rehabilitation Medicine, 55*(2), 112–127.

Douglas, J. M., Bracy, C. A. & Snow, P. C. (2016). Return to work and social communication ability following severe traumatic brain injury. *Journal of Speech, Language, and Hearing Research, 59*(3), 511–520. https://doi.org/10.1044/2015_JSLHR-L-15-0025

Drake, A. I., Gray, N., Yoder, S., Pramuka, M. & Llewellyn, M. (2000). Factors predicting return to work following mild traumatic brain injury: a discriminant analysis. *The Journal of head trauma rehabilitation, 15*(5), 1103–1112. https://doi.org/10.1097/00001199-200010000-00004

Eastvold, A. D., Walker, W. C., Curtiss, G., Schwab, K. & Vanderploeg, R. D. (2013). The differential contributions of posttraumatic amnesia duration and time since injury in prediction of functional outcomes following moderate-to-severe traumatic brain injury. *The Journal of Head Trauma Rehabilitation, 28*(1), 48–58.

Eberlin, S. & Hock, B. (2014). *Zuverlässigkeit und Verfügbarkeit technischer Systeme*. Wiesbaden: Springer Vieweg.

Edwards, J. D., Kapoor, A., Linkewich, E. & Swartz, R. H. (2018). Return to work after young stroke: a systematic review. *International Journal of Stroke, 13*(3), 243–256. https://doi.org/10.1177/1747493017743059

Egner, U., Claros-Salinas, D. & Streibelt, M. (2017). Diagnostic accuracy of a screening predicting long-term RTW problems in patients with neurological diseases. *14th Congress of the European Forum for Research in Rehabilitation (EFRR),* 24.–27. Mai 2017, Glasgow.

Ezrachi, O., Ben-Yishay, Y., Kay, T., Diller, L. & Rattok, J. (1991). Predicting employment in traumatic brain injury following neuropsychological rehabilitation. *The Journal of Head Trauma Rehabilitation, 6*(3), 71–84. https://doi.org/10.1097/00001199-199109000-00010

Fadyl, J. K. & McPherson, K. M. (2009). Approaches to vocational rehabilitation after traumatic brain injury: a review of the evidence. *The Journal of Head Trauma Rehabilitation, 24*(3), 195–212. https://doi.org/10.1097/HTR.0b013e3181a0d458

Feinstein, A. (2011). Multiple sclerosis and depression. *Multiple Sclerosis Journal, 17*(11), 1276–1281. https://doi.org/10.1177/1352458511417835

Felmingham, K. L., Baguley, I. J. & Crooks, J. (2001). A comparison of acute and postdischarge predictors of employment 2 years after traumatic brain injury. *Archives of Physical Medicine and Rehabilitation, 82*(4), 435–439. https://doi.org/10.1053/apmr.2001.21985

Flachenecker, P. (2009). Pathophysiologie und Abgrenzung zu anderen Symptomen und Erkrankungen. In I. K. Penner (Hrsg.). *Fatigue bei Multipler Sklerose* (S. 20–38). Bad Honnef: Hippocampus.

Flachenecker, P., Müller, G., König, H., Meissner, H., Toyka, K. V. & Rieckmann, P. (2006). „Fatigue" bei Multipler Sklerose. *Der Nervenarzt, 77*(2), 165–174. https://doi.org/10.1007/s00115-005-1990-x

Fleming, J., Tooth, L., Hassell, M. & Chan, W. (1999). Prediction of community integration and vocational outcome 2-5 years after traumatic brain injury rehabilitation in Australia. *Brain Injury, 13*(6), 417–431. https://doi.org/10.1080/026990599121476

Fride, Y., Adamit, T., Maeir, A., Ben Assayag, E., Bornstein, N. M., Korczyn, A. D. & Katz, N. (2015). What are the correlates of cognition and participation to return to work after first ever mild stroke? *Topics in Stroke Rehabilitation, 22*(5), 317–325.

Fries, W. & Seiler, S. (1998). Erfolg ambulanter neurologischer/neuropsychologischer Rehabilitation: Berufliche Wiedereingliederung nach erworbener Hirnschädigung. *Neurologie & Rehabilitation, 4*(3-4), 141–147.

Garrelfs, S.F., Donker-Cools, B.H., Wind, H. & Frings-Dresen, M.H. (2015). Return-to-work in patients with acquired brain injury and psychiatric disorders as a comorbidity: A systematic review. *Brain Injury, 29*(5), 550–557. https://doi.org/10.3109/02699052.2014.995227

Gauggel, S., Konrad, K. & Wietasch, A.K. (1998). *Neuropsychologische Rehabilitation. Ein Kompetenz-und Kompensationsprogramm.* Weinheim: Beltz, Psychologie-Verlag-Union.

Geurtsen, G.J., Martina, J.D., Van Heugten, C.M. & Geurts, A.C. (2008). A prospective study to evaluate a new residential community reintegration programme for severe chronic brain injury: The Brain Integration Programme. *Brain Injury, 22*(7-8), 545–554. https://doi.org/10.1080/02699050802132479

Geurtsen, G.J., van Heugten, C.M., Martina, J.D., Rietveld, A.C., Meijer, R. & Geurts, A.C. (2011). A prospective study to evaluate a residential community reintegration program for patients with chronic acquired brain injury. *Archives of Physical Medicine and Rehabilitation, 92*(5), 696–704.

Geurtsen, G.J., van Heugten, C.M., Martina, J.D., Rietveld, A.C., Meijer, R. & Geurts, A.C. (2012). Three-year follow-up results of a residential community reintegration program for patients with chronic acquired brain injury. *Archives ofphysical medicine and rehabilitation, 93*(5), 908–911.

Gil, M., Cohen, M., Korn, C. & Groswasser, Z. (1996). Vocational outcome of aphasic patients following severe traumatic brain injury. *Brain Injury, 10*(1), 39–46. https://doi.org/10.1080/026990596124700

Gollaher, K., High, W., Sherer, M., Bergloff, P., Boake, C., Young, M.E. & Ivanhoe, C. (1998). Prediction of employment outcome one to three years following traumatic brain injury (TBI). *Brain Injury, 12*(4), 255–263. https://doi.org/10.1080/026990598122557

Goran, D.A., Fabiano, R.J. & Crewe, N. (1997). Employment following severe traumatic brain injury: the utility of the Individual Ability Profile system (IAP). *Archives of Clinical Neuropsychology, 12*(7), 691–698. https://doi.org/10.1093/arclin/12.7.691

Graham, J.R., Pereira, S. & Teasell, R. (2011). Aphasia and return to work in younger stroke survivors. *Aphasiology, 25*(8), 952–960. https://doi.org/10.1080/02687038.2011.563861

Green, R.E., Colella, B., Hebert, D.A., Bayley, M., Kang, H.S., Till, C. & Monette, G. (2008). Prediction of return to productivity after severe traumatic brain injury: investigations of optimal neuropsychological tests and timing of assessment. *Archives of Physical Medicine and Rehabilitation, 89*(12), S51–S60.

Guerin, F., Kennepohl, S., Leveille, G., Dominique, A. & McKerral, M. (2006). Vocational outcome indicators in atypically recovering mild TBI: A post-intervention study. *NeuroRehabilitation, 21*(4), 295–303. https://doi.org/10.3233/NRE-2006-21404

Guthke, T. (2009). Berufliche Wiedereingliederung bei Schlaganfallpatienten. *Newsletter Kompetenznetz Schlaganfall, 10*, 4–5.

Guthke, T., Jäckle, S. & Claros-Salinas, D. (2012). Eine Pilotstudie zur Evaluation einer neuropsychologischen Berufstherapie. *Neurologie & Rehabilitation, 18*(5), 291–302.

Hackett, M.L., Glozier, N., Jan, S. & Lindley, R. (2012). Returning to paid employment after stroke: the Psychosocial Outcomes In StrokE (POISE) cohort study. *PloS one, 7*(7), e41795. https://doi.org/10.1371/journal.pone.0041795

Hofgren, C., Björkdahl, A., Esbjörnsson, E. & Stibrant-Sunnerhagen, K. (2007). Recovery after stroke: Cognition, ADL function and return to work. *Acta Neurologica Scandinavica, 115*(2), 73–80. https://doi.org/10.1111/j.1600-0404.2006.00768.x

Ip, R.Y., Dornan, J. & Schentag, C. (1995). Traumatic brain injury: factors predicting return to work or school. *Brain Injury, 9*(5), 517–532. https://doi.org/10.3109/02699059509008211

Jourdan, C., Bosserelle, V., Azerad, S., Ghout, I., Bayen, E., Aegerter, P., Weiss, J.J., Mateo, J., Lescot, T., Vigué, B., Tazarourte, K., Pradat-Diehl, P., Azouvi, P. & the members of the stee-

ring committee of the PariS-TBI study (2013). Predictive factors for 1-year outcome of a cohort of patients with severe traumatic brain injury (TBI): Results from the PariS-TBI study. *Brain Injury, 27*(9), 1000–1007.
Kasten, E. (2004). *Konzentrationsübungen: Für die berufliche Wiedereingliederung und als Arbeitsbelastungstraining*. Dortmund: Borgmann.
Kauranen, T., Turunen, K., Laari, S., Mustanoja, S., Baumann, P. & Poutiainen, E. (2013). The severity of cognitive deficits predicts return to work after a first-ever ischaemic stroke. *Journal of Neurology, Neurosurgery & Psychiatry, 84*(3), 316–321. https://doi.org/10.1136/jnnp-2012-302629
Kern, S., Kühn, M. & Ziemssen, T. (2013). Chronisch krank und ohne Arbeit? Eine aktuelle Analyse zur Erwerbstätigkeit bei Multipler Sklerose. *Fortschritte der Neurologie · Psychiatrie, 81*(02), 95–103. https://doi.org/10.1055/s-0032-1330286
Keyser-Marcus, L.A., Bricout, J.C., Wehman, P., Campbell, L.R., Cifu, D.X., Englander, J., High, W. & Zafonte, R.D. (2002). Acute predictors of return to employment after traumatic brain injury: A longitudinal follow-up. *Archives of Physical Medicine and Rehabilitation, 83*(5), 635–641.
Khan, F., Ng, L. & Turner-Stokes, L. (2009). Effectiveness of vocational rehabilitation intervention on the return to work and employment of persons with multiple sclerosis. *Cochrane Database of Systematic Reviews*, (1). https://doi.org/10.1002/14651858.CD007256.pub2
Klonoff, P.S., Watt, L.M., Dawson, L.K., Henderson, S.W., Gehrels, J.A. & Wethe, J.V. (2006). Psychosocial outcomes 1–7 years after comprehensive milieu-oriented neurorehabilitation: The role of pre-injury status. *Brain Injury, 20*(6), 601–612. https://doi.org/10.1080/02699050600744301
Kluger, B.M., Krupp, L.B. & Enoka, R.M. (2013). Fatigue and fatigability in neurologic illnesses. Proposal for a unified taxonomy. *Neurology, 80*(4), 409–416.
Krasny-Pacini, A., Chevignard, M. & Evans, J. (2014). Goal management training for rehabilitation of executive functions: A systematic review of effectivness in patients with acquired brain injury. *Disability and Rehabilitation, 36*(2), 105–116. https://doi.org/10.3109/09638288.2013.777807
Kreutzer, F.J.S., Demm, S.R. & Tylor, L.A. (2010). Beschäftigung und berufliche Rehabilitation nach Schädel-Hirn-Trauma. In *NeuroRehabilitation* (S. 459–473). Berlin, Heidelberg: Springer.
Kreutzer, J.S., Marwitz, J.H., Walker, W., Sander, A., Sherer, M., Bogner, J., Fraser, R. & Bushnik, T. (2003). Moderating factors in return to work and job stability after traumatic brain injury. *The Journal of Head Trauma Rehabilitation, 18*(2), 128–138. https://doi.org/10.1097/00001199-200303000-00004
Krupp, L., LaRocca, G., Muir-Nash, J. & Steinberg, A. (1989). The fatigue severity scale. Application to patients with multiple sclerosis and systemic lupus erythematosus. *Archives of Neurology, 46,* 1121–23. https://doi.org/10.1001/archneur.1989.00520460115022
Kulke, H. & Schupp, W. (2006). Verzahnung neuropsychologischer Belastungsdiagnostik mit berufsbezogener Erprobung-ein Kooperationsmodell zwischen Rehabilitationsklinik und berufsfördernden Einrichtungen. In W. Müller-Fahrnow, T. Hansmeier & M. Karoff, (Hrsg.). *Wissenschaftliche Grundlagen der medizinisch-beruflich orientierten Rehabilitation – Assessments – Interventionen – Ergebnisse* (S. 155–171). Lengerich: Pabst Science Publishers.
Kursawe, U. & Pössl, J. (2002). Stufenweise Wiedereingliederung am Arbeitsplatz. In G. Goldenberg, J. Pössl, W. Ziegler (Hrsg.). *Neuropsychologie im Alltag* (S. 149–165). Stuttgart: Thieme.
LaRocca, N.G., Kalb, R.C. & Gregg, K. (1996). A program to facilitate retention of employment among persons with multiple sclerosis. *Work, 7*(1), 37–46. https://doi.org/10.3233/WOR-1996-7106
Leim, T., Greitemann, G., Stemmer, B. Lacher, S., Claros-Salinas, D. & Schönle, P.W. (2005). Die Bedeutung von Sprachstörungen beim Schlaganfallpatienten für die soziale und berufliche

Wiedereingliederung. *Schlussbericht des Forschungsprojekts „Die Bedeutung kognitiver Störungen beim Schlaganfall für die soziale und berufliche Rehabilitation“*, Teilprojekt 7.2., BMBF, Förderkennzeichen 01GD0109.

Leniger, T., Brandes, I. & Heßling, A. (2018). Vergleich einer klinisch-anamnestisch determinierten BBPL mit dem Screeninginstrument SIMBO-C im Hinblick auf das Outcome in der neurologischen MBOR. *Neurologie & Rehabilitation, 24*(01), 61–68.

Lindström, B., Röding, J. & Sundelin, G. (2009). Positive attitudes and preserved high level of motor performance are important factors for return to work in younger persons after stroke: a national survey. *Journal of Rehabilitation Medicine, 41*(9), 714–718. https://doi.org/10.2340/16501977-0423

Löffler, S., Gerlich, C., Lukasczik, M., Vogel, H. & Neuderth, S. (2012). *Praxishandbuch: Arbeits- und berufsbezogene Orientierung in der medizinischen Rehabilitation.* Berlin: Deutsche Rentenversicherung Bund (Hrsg.), 3. Auflage und www.medizinisch-berufliche-orientierung.de

Lukasczik, M., Wolf, H.D., Gerlich, C., Küffner, R., Vogel, H. & Neuderth, S. (2017). Addressing work-related issues in medical rehabilitation: revision of an online information tool for healthcare professionals. *Rehabilitation research and practice*, 2016.

Malec, J.F., Buffington, A.L., Moessner, A.M. & Degiorgio, L. (2000). A medical/vocational case coordination system for persons with brain injury: An evaluation of employment outcomes. *Archives of Physical Medicine and Rehabilitation, 81*(8), 1007–1015. https://doi.org/10.1053/apmr.2000.6980

Malec, J.F. & Moessner, A.M. (2006). Replicated positive results for the VCC model of vocational intervention after ABI within the social model of disability. *Brain Injury, 20*(3), 227–236. https://doi.org/10.1080/02699050500488124

Mani, K., Cater, B. & Hudlikar, A. (2017). Cognition and return to work after mild/moderate traumatic brain injury: a systematic review. *Work, 58*(1), 51–62. https://doi.org/10.3233/WOR-172597

McMahon, R. & Slowinski Crown, D. (1998). Return to work factors following a stroke. *Topics in Stroke Rehabilitation, 5*(2), 54–60. https://doi.org/10.1310/J40N-LXRK-PF01-5X1F

Melamed, S., Groswasser, Z. & Stern, M.J. (1992). Acceptance of disability, work involvement and subjective rehabilitation status of traumatic brain injured (TBI) patients. *Brain Injury, 6*(3), 233–243. https://doi.org/10.3109/02699059209029665

Menzel, C. (2015). *Kognitive Fatigue bei MS-Patienten: Einfluss unterschiedlicher Bearbeitungsmodi bei berufsrelevanter Belastungsprüfung.* Universität Konstanz.

Menzel-Begemann, A. (2012). *Berufliche Orientierung in der medizinischen Neurorehabilitation: Problemstellung, Intervention, Ergebnisse.* Weinheim, Basel: Beltz Juventa.

Menzel-Begemann, A. (2016). Beruflich orientiertes Reha-Modul für die Neurologie (BoReM-N) – finale Ergebnisse zum Katamnesezeitpunkt 15 Monate nach Reha. *DRV-Schriften, 109*, 225.

Menzel-Begemann, A. & Hemmersbach, A. (2011). BoReM-Beruflich orientiertes Reha-Modul-ein Ansatz zur beruflichen Orientierung in der medizinischen Rehabilitation. *Das Gesundheitswesen, 73*(08/09), A21. https://doi.org/10.1055/s-0031-1283545

Menzel-Begemann, A. & Honemeyer, S. (2015). *Medizinisch-beruflich orientierte Neurorehabilitation. Das Patientenschulungs-und Behandlungsprogramm BOMeN.* Göttingen: Hogrefe.

Miller, A. & Dishon, S. (2006). Health-related quality of life in multiple sclerosis: The impact of disability, gender and employment status. *Quality of Life Research, 15*(2), 259–271. https://doi.org/10.1007/s11136-005-0891-6

Müller, S.V., Ertas, F., Aust, J., Gabel, A. & Schiering, I. (2019). Kann eine mobile Anwendung helfen abzuwaschen? *Zeitschrift für Neuropsychologie, 30*(2), 123–131.

Neumann, M., Sterr, A., Claros-Salinas, D., Gütler, R., Ulrich, R. & Dettmers, C. (2014). Modulation of alertness by sustained cognitive demand in MS as surrogate measure of fatigue and fatigability. *Journal of the Neurological Sciences, 340*(1-2), 178–182. https://doi.org/10.1016/j.jns.2014.03.024

Nishino, A., Sakurai, Y., Tsuji, I., Arai, H., Uenohara, H., Suzuki, S. & Li, J. H. (1999). Resumption of work after aneurysmal subarachnoid hemorrhage in middle-aged Japanese patients. *Journal of Neurosurgery, 90*(1), 59–64. https://doi.org/10.3171/jns.1999.90.1.0059
Nolin, P. & Heroux, L. (2006). Relations among sociodemographic, neurologic, clinical, and neuropsychologic variables, and vocational status following mild traumatic brain injury: A follow-up study. *The Journal of Head Trauma Rehabilitation, 21*(6), 514–526. https://doi.org/10.1097/00001199-200611000-00006
Novack, T. A., Alderson, A. L., Bush, B. A., Meythaler, J. M. & Canupp, K. (2000). Cognitive and functional recovery at 6 and 12 months post-TBI. *Brain Injury, 14*(11), 987–996. https://doi.org/10.1080/02699050050191922
Novack, T. A., Bush, B. A., Meythaler, J. M. & Canupp, K. (2001). Outcome after traumatic brain injury: pathway analysis of contributions from premorbid, injury severity, and recovery variables. *Archives of Physical Medicine and Rehabilitation, 82*(3), 300–305. https://doi.org/10.1053/apmr.2001.18222
Ntsiea, M. V., van Aswegen, H., Lord, S. & Olorunju S, S. (2015). The effect of a workplace intervention programme on return to work after stroke: A randomised controlled trial. *Clinical Rehabilitation, 29*(7), 663–673. https://doi.org/10.1177/0269215514554241
Nybo, T. & Koskiniemi, T. N. M. (1999). Cognitive indicators of vocational outcome after severe traumatic brain injury (TBI) in childhood. *Brain Injury, 13*(10), 759–766. https://doi.org/10.1080/026990599121151
O'Brien, A. N. & Wolf, T. J. (2010). Determining work outcomes in mild to moderate stroke survivors. *Work, 36*(4), 441–447. https://doi.org/10.3233/WOR-2010-1047
Olver, J. H., Ponsford, J. L. & Curran, C. A. (1996). Outcome following traumatic brain injury: a comparison between 2 and 5 years after injury. *Brain Injury, 10*(11), 841–848. https://doi.org/10.1080/026990596123945
Ownsworth, T. & McKenna, K. (2004). Investigation of factors related to employment outcome following traumatic brain injury: A critical review and conceptual model. *Disability and Rehabilitation, 26*(13), 765–783. https://doi.org/10.1080/09638280410001696700
Ownsworth, T. & Shum, D. (2008). Relationship between executive functions and productivity outcomes following stroke. *Disability and Rehabilitation, 30*(7), 531–540. https://doi.org/10.1080/09638280701355694
Parry-Jones, B. L., Vaughan, F. L. & Miles Cox, W. (2006). Traumatic brain injury and substance misuse: A systematic review of prevalence and outcomes research (1994–2004). *Neuropsychological Rehabilitation, 16*(5), 537–560. https://doi.org/10.1080/09602010500231875
Patti, F., Pozzilli, C., Montanari, E., Pappalardo, A., Piazza, L., Levi, A., Onesti, E., Pesci, I. & the Italian Study Group on Quality of Life in MS. (2007). Effects of education level and employment status on HRQoL in early relapsing-remitting multiple sclerosis. *Multiple Sclerosis Journal, 13*(6), 783–791.
Penner, I. K., Vogt, A., Raselli, C., Stocklin, M., Opwis, K. & Kappos, L. (2005). The FSMC (Fatigue Scale for Motor and Cognitive Functions): A new patient-reported outcome measure for cognitive and motor fatigue in multiple sclerosis. *Multiple Sclerosis Journal, 11, S66.*
Pössl, J., Jürgensmeyer, S., Karlbauer, F., Wenz, C. & Goldenberg, G. (2001). Stability of employment after brain injury: a 7-year follow-up study. *Brain Injury, 15*(1), 15–27. https://doi.org/10.1080/02699050150209093
Ponsford, J. L., Downing, M. G., Olver, J., Ponsford, M., Acher, R., Carty, M. & Spitz, G. (2014). Longitudinal follow-up of patients with traumatic brain injury: outcome at two, five, and ten years post-injury. *Journal of Neurotrauma, 31*(1), 64–77. https://doi.org/10.1089/neu.2013.2997
Ponsford, J. L., Ziino, C., Parcell, D. L., Shekleton, J. A., Roper, M., Redman, J. R., Phipps-Nelson, J. & Rajaratnam, S. M. (2012). Fatigue and sleep disturbance following traumatic brain injury – their nature, causes, and potential treatments. *The Journal of Head Trauma Rehabilitation, 27*(3), 224–233.

Popp, R.F., Fierlbeck, A.K., Knüttel, H., König, N., Rupprecht, R., Weissert, R. & Wetter, T.C. (2017). Daytime sleepiness versus fatigue in patients with multiple sclerosis: A systematic review on the Epworth sleepiness scale as an assessment tool. *Sleep Medicine Reviews, 32*, 95–108.

Poritz, J.M., Vos, L., Ngan, E., Leon-Novelo, L. & Sherer, M. (2019). Gender differences in employment and economic quality of life following traumatic brain injury. *Rehabilitation Psychology, 64*(1), 65–71. https://doi.org/10.1037/rep0000234

Prigatano, G.P., Fordyce, D.J., Zeiner, H.K., Roueche, J.R., Pepping, M. & Wood, B.C. (1984). Neuropsychological rehabilitation after closed head injury in young adults. *Journal of Neurology, Neurosurgery & Psychiatry, 47*(5), 505–513. https://doi.org/10.1136/jnnp.47.5.505

Prigatano, G.P., Fordyce, D.J., Zeiner, H.K., Roueche, J.R., Pepping, M. & Wood, B.C. (1986). *Neuropsychological rehabilitation after brain injury*. Baltimore and London: Johns Hopkins University Press.

Prigatano, G.P., Klonoff, P.S., O'Brien, K.P., Altman, I.M., Amin, K., Chiapello, D., Shepherd, J., Cunningham, M. & Mora, M. (1994). Productivity after neuropsychologically oriented milieu rehabilitation. *The Journal of Head Trauma Rehabilitation, 9*(1), 91–102.

Rabinowitz, A.R. & Levin, H.S. (2014). Cognitive sequelae of traumatic brain injury. *The Psychiatric Clinics of North America, 37*(1), 1–11. https://doi.org/10.1016/j.psc.2013.11.004

Radford, K., Phillips, J., Drummond, A., Sach, T., Walker, M., Tyerman, A., Haboubi, N. & Jones, T. (2013). Return to work after traumatic brain injury: Cohort comparison and economic evaluation. *Brain Injury, 27*(5), 507–520. https://doi.org/10.3109/02699052.2013.766929

Ramsing, S., Blomstrand, C. & Sullivan, M. (1991). Prognostic factors for return to work in stroke patients with aphasia. *Aphasiology, 5*(6), 583–588. https://doi.org/10.1080/02687039108248567

Reese, J.P., John, A., Wienemann, G., Wellek, A., Sommer, N., Tackenberg, B., Balzer-Geldsetzer, M. & Dodel, R. (2011). Economic burden in a German cohort of patients with multiple sclerosis. *European Neurology, 66*(6), 311–321. https://doi.org/10.1159/000331043

Rentsch, H.P. & Bucher, P.O. (2005). *ICF in der Rehabilitation: Die praktische Anwendung der internationalen Klassifikation der Funktionsfähigkeit, Behinderung und Gesundheit im Rehabilitationsalltag*. Idstein: Schulz-Kirchner.

Rietdijk, R., Simpson, G., Togher, L., Power, E. & Gillett, L. (2013). An exploratory prospective study of the association between communication skills and employment outcomes after severe traumatic brain injury. *Brain Injury, 27*(7-8), 812–818. https://doi.org/10.3109/02699052.2013.775491

Roessler, R.T., Rumrill, P.D. & Fitzgerald, S.M. (2004). Predictors of employment status for people with multiple sclerosis. *Rehabilitation Counseling Bulletin, 47*(2), 96–103. https://doi.org/10.1177/00343552030470020401

Ruff, R.M., Marshall, L.F., Crouch, J., Klauber, M.R., Levin, H.S., Barth, J., Kreutzer, J., Blunt, B.A., Foulkes, M.A., Eisenberg, H.M., Jane, J.A. & Marmarou, A. (1993). Predictors of outcome following severe head trauma: follow-up data from the Traumatic Coma Data Bank. *Brain Injury, 7*(2), 101–111.

Rumrill, P.D., Roessler, R.T. & Cook, B.G. (1998). Improving career re-entry outcomes for people with multiple sclerosis: A comparison of two approaches. *Journal of Vocational Rehabilitation, 10*(3), 241–252. https://doi.org/10.3233/JVR-1998-10307

Rutkowski, N.A., Sabri, E. & Yang, C. (2021). Post-stroke fatigue: A factor associated with inability to return to work in patients <60 years – A 1-year follow-up. *PloS one, 16*(8), e0255538. https://doi.org/10.1371/journal.pone.0255538

Saeki, S. & Toyonaga, T. (2010). Determinants of early return to work after first stroke in Japan. *Journal of Rehabilitation Medicine, 42*(3), 254–258. https://doi.org/10.2340/16501977-0503

Saltychev, M., Eskola, M., Tenovuo, O. & Laimi, K. (2013). Return to work after traumatic brain injury: Systematic review. *Brain Injury, 27*(13–14), 1516–1527. https://doi.org/10.3109/02699052.2013.831131

Sander, C., Voelter, H.U., Schlake, H.P., Eling, P. & Hildebrand, H. (2017). Diagnostik der Fatigue bei Multipler Sklerose. *Aktuelle Neurologie, 44*(04), 252–259. https://doi.org/10.1055/s-0043-104378

Scaratti, C., Leonardi, M., Sattin, D., Schiavolin, S., Willems, M. & Raggi, A. (2017). Work-related difficulties in patients with traumatic brain injury: A systematic review on predictors and associated factors. *Disability and Rehabilitation, 39*(9), 847–855. https://doi.org/10.3109/09638288.2016.1162854

Schellhorn, A., Pössl, J., Kursawe, U. & Goldenberg, G. (2005). Therapeutische Supervision während der beruflichen Wiedereingliederung nach erworbener Hirnschädigung. *Neurologie & Rehabilitation, 11*(2), 57–64.

Schiavolin, S., Leonardi, M., Giovannetti, A.M., Antozzi, C., Brambilla, L., Confalonieri, P., Mantegazza, R. & Raggi, A. (2013). Factors related to difficulties with employment in patients with multiple sclerosis: A review of 2002–2011 literature. *International Journal of Rehabilitation Research, 36*(2), 105–111.

Schönberger, M., Ponsford, J., Olver, J., Ponsford, M. & Wirtz, M. (2011). Prediction of functional and employment outcome 1 year after traumatic brain injury: a structural equation modelling approach. *Journal of Neurology, Neurosurgery & Psychiatry, 82*(8), 936–941.

Schönle, P.W. & Stemmer, B. (2000). *Neurologische Rehabilitation in den Phasen B, C, D und E: Praxis und Prognose*. Bad Honnef: Hippocampus.

Schuler, M., Lukasczik, M., Laterveer, H., Weilbach, F., Presl, M., Knörzer, J. & Neuderth, S. (2016). Formative Evaluation der „MBO® Kompakt-Neurowoche“– Eine intensivierte berufsbezogene Behandlungsmaßnahme für neurologische Patienten. *Die Rehabilitation, 55*(05), 312–318.

Schwarz, B., Claros-Salinas, D. & Streibelt, M. (2017). Meta-synthesis of qualitative research on facilitators and barriers of return to work after stroke. *Journal of Occupational Rehabilitation, 28* (1), 28–44.

Shames, J., Treger, I., Ring, H. & Giaquinto, S. (2007). Return to work following traumatic brain injury: Trends and challenges. *Disability and Rehabilitation, 29*(17), 1387–1395. https://doi.org/10.1080/09638280701315011

Sherer, M., Bergloff, P., Levin, E., High Jr, W.M., Oden, K.E. & Nick, T.G. (1998). Impaired awareness and employment outcome after traumatic brain injury. *The Journal of Head Trauma Rehabilitation, 13*(5), 52–61. https://doi.org/10.1097/00001199-199810000-00007

Sherer, M., Novack, T.A., Sander, A.M., Struchen, M.A., Alderson, A. & Thompson, R.N. (2002b). Neuropsychological assessment and employment outcome after traumatic brain injury: A review. *The Clinical Neuropsychologist, 16*(2), 157–178.

Sherer, M., Sander, A.M., Nick, T.G., High, W.M.Jr., Malec, J.F. & Rosenthal, M. (2002a). Early cognitive status and productivity outcome after traumatic brain injury: Findings from the TBI model systems. *Archives of Physical Medicine and Rehabilitation, 83*(2), 183–92.

Sigurdardottir, S., Andelic, N., Wehling, E., Anke, A., Skandsen, T., Holthe, O.O., Manskowe, U.S. & Roe, C. (2020). Return to work after severe traumatic brain injury: a national study with a one-year follow-up of neurocognitive and behavioural outcomes. *Neuropsychological rehabilitation, 30*(2), 281–297.

Smith, M.M. & Arnett, P.A. (2005). Factors related to employment status changes in individuals with multiple sclerosis. *Multiple Sclerosis Journal, 11*(5), 602–609. https://doi.org/10.1191/1352458505ms1204oa

Streibelt, M. (2009). Validität und Reliabilität eines Screening-Instruments zur Erkennung besonderer beruflicher Problemlagen bei chronischen Krankheiten (SIMBO-C). *Die Rehabilitation, 48*(03), 135–144. https://doi.org/10.1055/s-0029-1220742

Streibelt, M. (2018). Identifikation besonderer beruflicher Problemlagen mittels des Screening-Instrumentes SIMBO. Eine Synopse von vier Kohortenstudien. *Physikalische Medizin, Rehabilitationsmedizin, Kurortmedizin, 28*(05), 264–274. https://doi.org/10.1055/a-0606-5535

Streibelt, M. & Buschmann-Steinhage, R. (2011). Ein Anforderungsprofil zur Durchführung der medizinisch-beruflich orientierten Rehabilitation aus der Perspektive der gesetzlichen Rentenversicherung. *Die Rehabilitation, 50*(03), 160–167. https://doi.org/10.1055/s-0031-1275721

Streibelt, M. & Claros-Salinas, D. (2016). Konkurrente Validität des SIMBO-C bei neurologischen Patienten in der Rehabilitation der Phase D. *DRV-Schriften, 109,* 221–222.

Streibelt, M. & Claros-Salinas, D. (2017). Nutzen des SIMBO-Screenings bei der Vorhersage der beruflichen Wiedereingliederung bei Personen mit neurologischen Erkrankungen nach der Phase D-Rehabilitation. *DRV-Schriften, 111,* 54–56.

Strober, L.B., Chiaravalloti, N. & DeLuca, J. (2018). Should I stay or should I go? A prospective investigation examining individual factors impacting employment status among individuals with multiple sclerosis (MS). *Work, 59*(1), 39–47. https://doi.org/10.3233/WOR-172667

Stulemeijer, M., van der Werf, S., Borm, G.F. & Vos, P.E. (2008). Early prediction of favourable recovery 6 months after mild traumatic brain injury. *Journal of Neurology, Neurosurgery & Psychiatry, 79*(8), 936–942. https://doi.org/10.1136/jnnp.2007.131250

Tanaka, H., Toyonaga, T. & Hashimoto, H. (2011). Functional and occupational characteristics associated with very early return to work after stroke in Japan. *Archives of Physical Medicine and Rehabilitation, 92*(5), 743–748. https://doi.org/10.1016/j.apmr.2010.12.009

Tanaka, H., Toyonaga, T. & Hashimoto, H. (2014). Functional and occupational characteristics predictive of a return to work within 18 months after stroke in Japan: Implications for rehabilitation. *International Archives of Occupational and Environmental Health, 87*(4), 445–453.

Treger, I., Shames, J., Giaquinto, S. & Ring, H. (2007). Return to work in stroke patients. *Disability and Rehabilitation, 29*(17), 1397–1403. https://doi.org/10.1080/09638280701314923

Trexler, L.E. & Parrott, D.R. (2018). Models of brain injury vocational rehabilitation: The evidence for resource facilitation from efficacy to effectiveness. *Journal of vocational rehabilitation, 49*(2), 195–203. https://doi.org/10.3233/JVR-180965

Trexler, L.E., Parrott, D.R. & Malec, J.F. (2016). Replication of a prospective randomized controlled trial of resource facilitation to improve return to work and school after brain injury. *Archives of Physical Medicine and Rehabilitation, 97*(2), 204–210. https://doi.org/10.1016/j.apmr.2015.09.016

Trexler, L.E., Trexler, L.C., Malec, J.F., Klyce, D. & Parrott, D. (2010). Prospective randomized controlled trial of resource facilitation on community participation and vocational outcome following brain injury. *The Journal of Head Trauma Rehabilitation, 25*(6), 440–446.

Tyerman, A. (2012). Vocational rehabilitation after traumatic brain injury: Models and services. *NeuroRehabilitation, 31*(1), 51–62. https://doi.org/10.3233/NRE-2012-0774

van de Port, I., Kwakkel, G., Schepers, V., Heinemans, C. & Lindeman, E. (2007). Is fatigue an independent factor associated with activities of daily living, instrumental activities of daily living and health-related quality of life in chronic stroke? *Cerebrovascular Diseases, 23,* 40–45. https://doi.org/10.1159/000095757

van der Kemp, J., Kruithof, W.J., Nijboer, T.C., van Bennekom, C.A., van Heugten, C. & Visser-Meily, J.M. (2019). Return to work after mild-to-moderate stroke: Work satisfaction and predictive factors. *Neuropsychological rehabilitation, 29*(4), 638–653. https://doi.org/10.1080/09602011.2017.1313746

van Dongen, C.H., Goossens, P.H., van Zee, I.E., Verpoort, K.N., Vlieland, T.P.V. & van Velzen, J.M. (2018). Short-term and long-term outcomes of a vocational rehabilitation program for patients with acquired brain injury in the Netherlands. *Journal of Occupational Rehabilitation, 28*(3), 523–530. https://doi.org/10.1007/s10926-017-9738-6

Van Patten, R., Merz, Z.C., Mulhauser, K. & Fucetola, R. (2016). Multivariable prediction of return to work at 6-month follow-up in patients with mild to moderate acute stroke. *Archives of Physical Medicine and Rehabilitation, 97*(12), 2061–2067. https://doi.org/10.1016/j.apmr.2016.06.006

van Velzen, J.M., van Bennekom, C.A.M., Edelaar, M.J.A., Sluiter, J.K. & Frings-Dresen, M.H.W. (2009). How many people return to work after acquired brain injury? A systematic review. *Brain Injury, 23*(6), 473–488. https://doi.org/10.1080/02699050902970737

Vestling, M., Tufvesson, B. & Iwarsson, S. (2003). Indicators for return to work after stroke and the importance of work for subjective well-being and life satisfaction. *Journal of rehabilitation medicine, 35*(3), 127–131. https://doi.org/10.1080/16501970310010475

Wagner, A.K., Hammond, F.M., Sasser, H.C. & Wiercisiewski, D. (2002). Return to productive activity after traumatic brain injury: Relationship with measures of disability, handicap, and community integration. *Archives of Physical Medicine and Rehabilitation, 83*(1), 107–114.

Walker, W.C., Marwitz, J.H., Kreutzer, J.S., Hart, T. & Novack, T.A. (2006). Occupational categories and return to work after traumatic brain injury: A multicenter study. *Archives of Physical Medicine and Rehabilitation, 87*(12), 1576–1582. https://doi.org/10.1016/j.apmr.2006.08.335

Wang, Y.C., Kapellusch, J. & Garg, A. (2014). Important factors influencing the return to work after stroke. *Work, 47*(4), 553–559. https://doi.org/10.3233/WOR-131627

Wehman, P.H., Kreutzer, J.S., West, M.D., Sherron, P.D., Zasler, N.D., Groah, C.H., Stonnington, H.H., Burns, C.T. & Sale, P.R. (1990). Return to work for persons with traumatic brain injury: A supported employment approach. *Archives of Physical Medicine and Rehabilitation, 71*(13), 1047–1052.

Wehman, P., Sherron, P., Kregel, J., Kreutzer, J., Tran, S. & Cifu, D. (1993). Return to work for persons following severe traumatic brain injury. Supported employment outcomes after five years. *American Journal of Physical Medicine & Rehabilitation, 72*(6), 355–363.

Wehman, P.H., West, M.D., Kregel, J., Sherron, P.D. & Kreutzer, J.S. (1995). Return to work for persons with severe traumatic brain injury: A data-based approach to program development. *The Journal of Head Trauma Rehabilitation, 10*(1), 27–39. https://doi.org/10.1097/00001199-199502000-00005

Wei, X.J., Liu, X.F. & Fong, K.N. (2016). Outcomes of return-to-work after stroke rehabilitation: A systematic review. *British Journal of Occupational Therapy, 79*(5), 299–308. https://doi.org/10.1177/0308022615624710

Wozniak, M.A. & Kittner, S.J. (2002). Return to work after ischemic stroke: A methodological review. *Neuroepidemiology, 21*(4), 159–166. https://doi.org/10.1159/000059516

Wozniak, M.A., Kittner, S.J., Price, T.R., Hebel, J.R., Sloan, M.A. & Gardner, J.F. (1999). Stroke location is not associated with return to work after first ischemic stroke. *Stroke, 30*(12), 2568–2573. https://doi.org/10.1161/01.STR.30.12.2568

Zimmermann, P. & Fimm, B. (2005). *Testbatterie zur Aufmerksamkeitsprüfung (TAP). (Version Mobilität) Version 1.0.* Herzogenrath: Psytest.

Glossar

Arbeitsassistenz
eine regelmäßige personale Unterstützung am Arbeitsplatz, eine Hilfestellung bei der Arbeitsausführung für Menschen mit Behinderung, die ihre arbeitsvertraglichen Tätigkeiten ansonsten grundsätzlich erfüllen können.

Arbeitsunfähigkeit (AU)
liegt vor, wenn ein Arbeitnehmer aufgrund von Krankheit seine zuletzt ausgeübte Tätigkeit objektiv nicht oder nur mit der Gefahr einer gesundheitlichen Verschlechterung ausüben kann.

(Schwer)Behinderung
Menschen gelten als behindert, wenn ihre körperliche Funktion, geistige Fähigkeit oder seelische Gesundheit mit hoher Wahrscheinlichkeit länger als sechs Monate von dem für das Lebensalter typischen Zustand abweichen und daher ihre gesellschaftliche Teilhabe beeinträchtigt ist (SGB IX).
Die Schwere einer Behinderung beziffert der Grad der Behinderung (GdB) in Zehnerschritten zwischen 20 und 100. Schwerbehinderung besteht ab einem GdB von 50.

Berufsunfähigkeit
liegt vor, wenn die Erwerbsfähigkeit einer Person aus gesundheitlichen Gründen dauerhaft sowohl im erlernten als auch in einem zumutbaren Beruf im Vergleich zu gesunden Berufstätigen mit ähnlicher Ausbildung oder vergleichbaren Fähigkeiten auf weniger als sechs Stunden gesunken ist (DRV).

Betriebliches Eingliederungsmanagement
Arbeitgeber sind gesetzlich verpflichtet, länger bzw. häufig erkrankten (Arbeitsunfähigkeit in den letzten 12 Monaten insgesamt länger als sechs Wochen) Beschäftigten ein betriebliches Eingliederungsmanagement anzubieten (SGB IX). Hauptziele: Erhalt des Arbeitsplatzes, Überwindung aktueller Arbeitsunfähigkeit, Vorbeugung einer erneuten Arbeitsunfähigkeit.

Erwerbsminderungsrente
Volle Erwerbsminderungsrente (DRV) erhält, wer wegen Krankheit oder Behinderung weniger als drei Stunden täglich arbeiten kann.
Eine Teilerwerbsminderungsrente erhält, wer wegen Krankheit oder Behinderung noch mindestens drei, aber nicht mehr sechs Stunden täglich arbeiten kann.

Integrationsamt/Inklusionsamt (Bayern, Nordrhein-Westfalen)
Deutsche Behörde für die Sicherung der Integration schwerbehinderter Menschen im Arbeitsleben (SGB IX), z. B. hinsichtlich Kündigungsschutz oder Durchführung begleitender Hilfe im Arbeitsleben, koordiniert die Arbeit der IFD.

Integrationsfachdienste (IFD)
IFD (meist in freier, gemeinnütziger Trägerschaft) unterstützen behinderte Menschen, die eine personalintensivere Betreuung bei ihrer beruflichen Eingliederung benötigen.

Leistungen zur Teilhabe am Arbeitsleben (LTA)
LTA fördern die berufliche Teilhabe behinderter und von Behinderung bedrohter Menschen (siehe Kapitel 7.3).

Medizinisch-beruflich orientierte Rehabilitation (MBOR)
MBOR richtet sich in der medizinischen Rehabilitation an Rehabilitanden mit ausgeprägten beruflichen Problemen, um mit speziellen Behandlungskonzepten (vgl. Anforderungsprofil der DRV) deren Teilhabe am Arbeitsleben zu sichern (siehe Kapitel 5.2).

Phase II
Phase II-Einrichtungen der medizinisch-beruflichen Rehabilitation, organisiert in der Bundesarbeitsgemeinschaft MBR Phase II, schließen die Lücke zwischen der Akutbehandlung (Phase I) und der beruflichen Rehabilitation (Phase III), um Menschen mit komplexen gesundheitsbedingten Beeinträchtigungen ihrer Erwerbsfähigkeit bei der Wiedererlangung beruflicher Teilhabe zu unterstützen (vgl. www.mbreha.de).

Stufenweise Wiedereingliederung
Ziel: arbeitsunfähige Patient:innen nach gravierender Erkrankung schrittweise an die volle Arbeitsbelastung am bisherigen Arbeitsplatz heranzuführen (s. Kapitel 7.1).